脳を守る、たった1つの習慣

感情・体調をコントロールする

築山 節 Tsukiyama Takashi

NHK出版新書
557

はじめに

私が東京の河野臨床医学研究所附属第三北品川病院で「高次脳機能外来」を始めたのは、28年前、40歳の時でした。平成元年（1989年）10月、日本大学板橋病院から河野臨床医学研究所附属第三北品川病院に脳神経外科部長として赴任しました。以来、第三北品川病院で毎日のように脳神経外科の手術や治療に明け暮れていました。

ところがある日、私は治療した患者さんたちの、ある変化に気がつきました。脳をスキャンした画像でも臨床経過としても治療はカンペキなはずなのに、なぜか患者さんの中にボケていく人がいるのです。

1人ではありません。思いのほか、たくさんいるのです。このボケはいったい何が原因なのだろうと思い、私は調査を始めました。その結果、わかったことはたった1つ。彼らの退院後の生活に問題があったのです。

患者さんたちの症状は、自宅に戻ったあと、しばらく経過してから悪化していました。なぜなら、患者さんのまわりにいる家族が彼らを大事にするあまりに身のまわりのことをすべて行い、患者さん自身には、何もさせずにいたのです。

脳神経外科の患者さんは、「くも膜下出血」のような重症の病気にかかり、それを乗り越えて元気になって退院します。難しい脳の手術をして帰ってきたのですから、家族はその後も元気に過ごすために、最大限に大切にしなければいけないと思うものでしょう。

脳の機能は、身体に自然に備わっているものだから、それを大事にして患者さんには何もさせず、大切にしていれば、脳の機能は自然に元に戻ってくるはずだ。家族は、そのような考え方で患者さんに接していたようです。家族は大事に思うがゆえに、一様に、患者さんを神棚に上げてしまうようなことをしていました。もちろん、その気持ちはよくわかります。

でも、大事にすることは、何もさせないことではありません。脳は使わないと機能を維持できません。何もしなければ、もっと悪くなるのが実際です。しかし、私が第三北品川病院に赴任した当時、残念ながら世の中のほとんどの人はそんな意識を持っていませんでした。

手術や治療をして回復に向かったはずの脳が、いざ自宅へ戻ると再び悪化してしまう。脳神経外科医としても、このままではまずいと思いました。

大学病院時代は、担当する医師が患者さんや家族と接するのはせいぜい1か月くらいでした。その後は、それぞれの主治医、家庭医に戻っていきますから、私が長期間にわたり患者さんに接することは、ほとんどありませんでした。

しかし、第三北品川病院では、患者さんたちとは来院当初から、現在までずっとお付き合いしています。つまり、もう30年の長きにわたりお付き合いしている人たちがたくさんいます。

そうした患者さんたちの中には、退院したあともずっと元気な方々がいます。治療や手術後の経過を見るために来院する患者さんと話しながら、なぜ彼らが健やかな脳を維持できるのかを調べたところ、1つだけはっきりとわかったことがあります。

ずっと元気な方々は例外なく、日々の出来事を何らかの形式で、書いて記録をする習慣を持っていたのです。この気づきは目からウロコでした。

みなさんもご存じのように、記憶には限界があります。もともと記憶力は、脳機能の一部の機能ですが、誰もが同じ力を持っているわけではありません。物覚えがいい人もいれば、悪い人もいます。覚えた情報を誰もがスラスラと言えるわけではありません。思うように思い出せなくて、その結果、うまく言えないことは、誰にでもあることです。

だからこそ、「書く」習慣は大切です。脳で行われる情報処理には、①情報の入力、②情報の処理、③情報の出力、の3段階があります。〝しっかり〟と記憶するには、この一連のプロセスをうまく使うことが大切です。見聞きしたこと（①）を言葉に変換して（②）、紙に書き記す（③）。実は、「書く」というプロセスには、このすべてが含まれています。

マジメなみなさんはきっと「でも、何を書いたらいいかわからない……」と悩まれるのかもしれませんね。大丈夫です。脳の専門家として約30年、たくさんの患者さんと接する中で考えてきた「最適なノート」をつくりました。

出し惜しみはしませんので、最初にお見せしてしまいましょう。図表1にある15項目を1日1ページ記録する習慣を持てば、みなさんはボケることのない、しっかりとした脳を守り続けることができます。

「それだけでいいの?」と思われるかもしれませんが、イキイキとした脳を維持するには、1日5分程度のたったこれだけを記録するだけで結構です。のちほど詳しく説明していきますが、この厳選した15項目には、脳を維持するためのそれぞれの目的があります。

本書では、「脳を守る」というテーマから、脳を「脳幹」「大脳辺縁系」「大脳新皮質」の3つに機能的に分けて説明していきます。

詳しくは後述しますので、重要なことだけを最初に述べると、イキイキとした脳を保つには「体調」と「感情」のコントロールが必要です。体調管理と感情管理の2つを成し遂げるために、みなさんにはノートをつけてもらいます。

〈記入例〉

❶ 2018年 6月 22日（金）

❷ 体重 75.4 kg ❸ 血圧 80／140 ❺ 歩数 7688

❹ 就寝 11 時～起床 5 時 睡眠 6 時間 ❻ BMI 21

朝｜納豆、卵、ご飯

❼ 昼｜サンドイッチ（野菜、ハム）

晩｜とんかつ

ストレス予測のためのToDoリスト ❾

□ 自宅整理 □
□ 住友銀行(五反田) □
□ クリニック産業医面接 □

❽ 天気 曇り
気温 18℃

❿ 音読｜産経抄 ⓫ 運動｜○ ⓬ 外出｜T ⓭ コミュニケーション｜正

外の世界のメモ

⓮ 面接 大遅刻
理由 帰宅時交通渋滞に巻き込まれたため

自分のためのメモ

⓯ なぜ、うつ状態は新入社員に多いのか？

図表1 築山式ノート

当たり前の話に聞こえるかもしれませんが、体調が悪ければ、脳はうまく働きません。例えば、夏になれば熱中症に気をつけ、冬は低体温症に気をつけるのは当然ですが、季節に合わせた温度対策がないと、当然脳は、環境ストレスにさらされてしまいます。身体の体温調節がうまくできないと、思考の停止が起こる危険性が増すのです。みなさんは日々の「気温」や「天気」にどれほど敏感でしょうか？

十分な「睡眠時間」も脳の機能を維持するために、とても重要です。徹夜続きで働いていては、脳も身体も休めることができません。長期間にわたり睡眠不足が続くと、極度の疲労が蓄積した状態となります。いちばん怖いのは、本人が気づかないうちに睡眠不足となっているような時です。年齢を重ねるほど、自覚がない睡眠不足が起こり得るものです。こうした状況でも、同じように脳の機能がうまく働きません。昨日は何時間ぐらい寝ましたか？

誰もが体調管理が大切だとわかっていても、日々のことを書き残している人は少ないものです。記録をしていなければ、自分のことを正しく振り返ることもできません。

体調管理と同じように、感情を管理することも、脳の機能を正しく維持し続けるためにはとても大切です。

みなさんのまわりに、「あの人は何に対して怒っているのだろう」というように、なぜか怒りっぽい人はいないでしょうか。そうした人の脳は、時に正しく機能していない可能性があります。脳には感情に関わる「大脳辺縁系」と理性に関わる「大脳新皮質」がありますが、この2つのバランスがとれていないとコントロールがきかず、人間は感情的になりやすくなります。

図表1のノートには、やらなくてはならないことを箇条書きにした「ＴｏＤｏリスト」や、新聞や本の「音読」などのユニークな項目が並んでいますが、これらは感情のコントロールを目的とするものです。

本書の提案はシンプルです。**1日1ページ、毎日15項目のノートを書いてください。**それだけで、脳の機能は維持できます。

「脳を守る」と表現したのは、このノートが決して「脳を鍛える」ものではないからです。ご存じの通り、脳を活性化させる「脳トレ（脳のトレーニング）」は一時期ブームになったこともあり、根強い人気があります。しかし、50代、60代の初老期から、70代、80代の老年期へ至る時に、最も大事なのは脳を鍛えることではなく、みなさんが本来持っている脳の機能を維持すること、つまり脳を守ることです。

ゆえに、ノートを書く目的を「体調」と「感情」のコントロールという2つだけに絞りました。慣れれば1日5分で終わる作業です。ノートは自分自身を常に客観視しながら、1日を振り返ることに意味があります。脳トレのように飽きやすいものとはまったく性質が異なります。

もしかしたら、図表1を見て「これならば本を買わなくてもできる」と思われた人もいるかもしれません。念のために申し上げておきますが、人間は〝意味〟を必要とする生き物です。もちろん、もし何も理解せずにノートを書き続けられる自信があるならば、それはそれで結構ですが、ぜひ15項目を書くことの意味や、脳への効果を深く知っていただきたいと思います。そのために、ノートを書くにあたって必要なことは、1冊の中にすべて書いてあります。

最後に、本書の構成を簡単にご説明します。

第1章は、「脳」の仕組みについて解説します。本書では、脳を守るのに必要な機能を「脳幹」「大脳辺縁系」「大脳新皮質」の3つに分けて説明します。それぞれが体調と感情をどのようにコントロールしているのか、まずはご自身で脳のメカニズムを知ることが大切です。

第2章は、「体調」をコントロールするために必要なことを書きます。特に重要なのは、食事と運動、睡眠です。この3つを、生活のリズムの中にどのように取り込み、一定のバランスをとっていくのか、その方法について、詳しく解説します。またここでは、脳外科医として私が考えてきた快適に暮らすための知恵やコツなどを余すことなくお伝えしています。

第3章は、「感情」をコントロールする方法について述べます。感情的にならず、理性的であるためにいちばん大切なことは、ものの見方や考え方です。また、感情をうまく管理するには社会生活、つまり、人との関係をきちんと築いていくことが重要です。

第4章は、脳を守るために毎日書く15項目のノートについて、あらためて詳しく解説していきます。それぞれの項目が、脳のどの部分に作用するのか、どのようなことに気をつけてノートを書けばいいのかについて詳述します。第1章、第2章、第3章で語られていることをふまえると、きっとよく理解できると思います。

それぞれは独立した章となっていますので、興味のある章から読んでいただいて構いません。できるだけ平易に書くよう心がけますが、もし第1章の脳に関する解説で「専門用語がたくさんあるな」と感じられたら、飛ばして次の章へいっていただいても問題はありません。また、本書を手元に置いていただき、「ノートが続かないな……」と思った時に、読み返すという使い方もあるでしょう。

著者である私の目的は、本書を読み通していただくことではありません。10年、20年と長い期間にわたり、1日1ページのノートを書き続けることで、イキイキとした脳を守り続けていただくことが最終的なゴールです。ぜひ、その目的を理解した上で、本書を読み進めていただければ幸いです。

脳を守る、たった1つの習慣——感情・体調をコントロールする　目次

第1章　脳のメカニズム

——生命・感情・理性から考える

いきなり矛盾することを言うように聞こえるかもしれませんが、まずみなさんにお伝えしたいのは、脳のメカニズムを理解せずとも、第4章で詳述する「ノートを書く」ことは実践できる、ということです。

本章では、人間の脳がどのように働くのかについて、なるべく専門用語を少なくして書きますが、それでも普段は見慣れない用語が登場します。もし、このまま読み進めてみて「よくわからない」と少しでも思われたなら、先に第4章を読み、ノートを書く実践からスタートさせることをオススメします。

ただ、脳の役割について知っておくことは、長くノートを書き続ける上では、とても重要です。なぜなら、人間は自分が「なぜ、これをしているのか?」を深く理解しているほうが、より強い意志を持つことができるからです。以上のことをふまえ、本章を読み進めていただければ幸いです。

1　脳の3層構造——生命・感情・理性の機能を知る

複雑な脳をシンプルに考える

「脳は大切だ」と言えば、誰もが「当たり前だ」と思うぐらい、人間にとって大事な臓器が「脳」です。脳は、心臓や腎臓などほかの臓器と比べても大きく、1グラムあたりでも多くのエネルギーを使っているといわれており、身体が使っているエネルギーのおよそ20％を消費するといわれています。ある意味で、人間全体をコントロールしている存在とも表現することができます。

「脳のメカニズム」はとても複雑です。脳は場所によって細かく機能が異なることが知られていますが、1つひとつの部位がどのように連携して動いているのか、すべてがわかっているわけではありません。

近年、ＭＲＩ（磁気共鳴画像法）など脳の仕組みを知るための方法も登場し、急速にさまざまなことが解明されてきていますが、まだ謎に包まれている部分も多くあります。ですから、そのすべてを理解しようとすると、どうしても難しい話になってしまいます。

そこで、本書では大脳生理学の研究者であり、1962年に脳研究の古典とも呼べる『脳の話』（岩波新書）を書いた、時実利彦（ときざねとしひこ）博士（東京大学名誉教授、1909〜1973）のモデルにしたがいたいと思います。そのモデルはとてもシンプルです。時実先生は、脳を次の機能的な3つの層で考える方法を提示しました。

①脳幹………生命の中枢
②大脳辺縁系……感情の中枢
③大脳新皮質……理性の中枢

これは脳の本質にせまる鋭いモデルであり、提唱されてからすでに50年以上が経過していますが、私たちが自分の頭の中がどのような構造になっているのかを理解する上で、とても役立つ分類方法です。1つひとつの部位ではなく、「生命」「感情」「理性」というそれぞれの機能から脳を理解することで、立体的に全体の活動イメージをつかむことができます。

生命・感情・理性の3層構造

本章では、この脳を3つの層に分けるモデルを使うことで、みなさんに脳のメカニズムをわかりやすくシンプルにお伝えしたいと思います。これから、まず3つの層のそれぞれの役割分担がどうなっているのか、それぞれがどのように関わり合うのかを簡単に解説します。そして、後半では、それぞれ3つの層がどんな特性を持つのか、個別に詳しく見ていきましょう。

さて、この3つの層、①脳幹、②大脳辺縁系、③大脳新皮質は脳のどのような位置にあるのでしょうか。絵にすると、図表2のようになります。

根っこにあるのが、物事の中心という意味もある「幹（みき）」という漢字が入った「①脳幹」です。その名の通り、人間の「生命」を維持する中枢を担っており、心臓や呼吸、体温を調節する自律神経をコントロールしています。また、眠りや覚醒など睡眠に関わる調整もしており、意識をコントロールするなど、生命維持の土台を担っています。

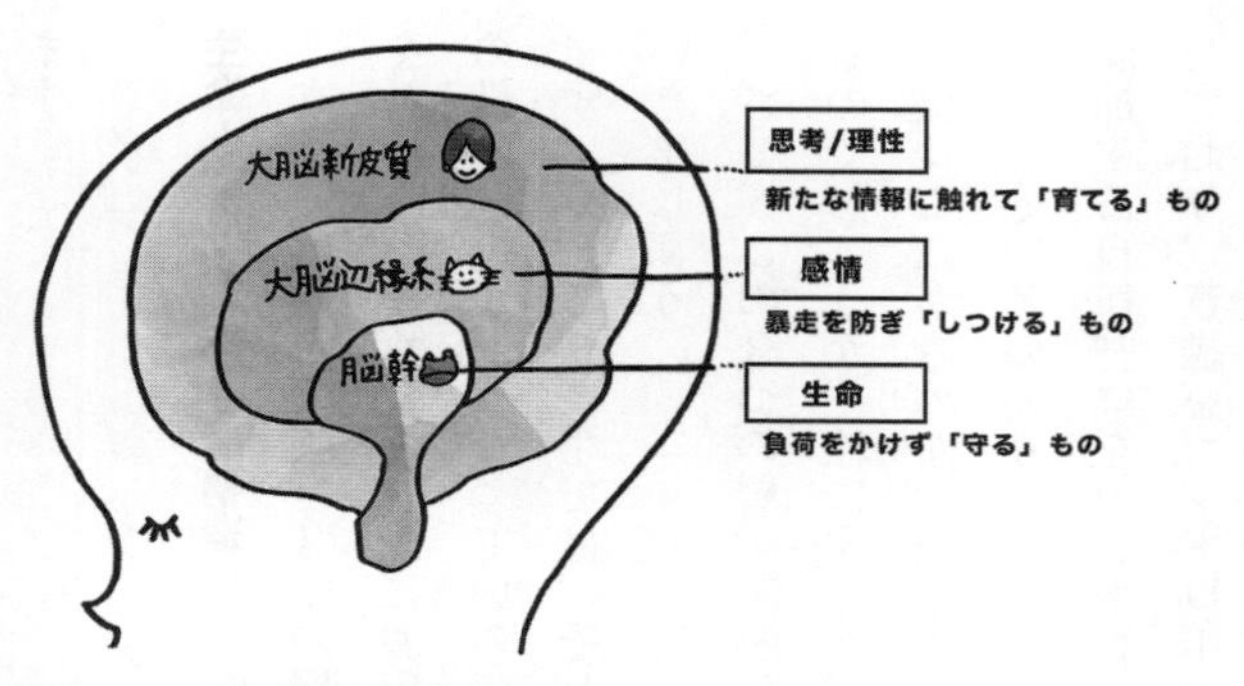

図表2　脳機能の3層構造

その1つ外側に位置するのが「②大脳辺縁系」です。人間が生きるために必要なエネルギーを得るため「食べたい」という気持ちを呼び起こすなど、生きる意欲や物事に取り組むやる気などを生み出してくれる、私たちの「感情」の源です。自動車でいえばエンジンです。人間にとってなくてはならない、重要な部位でもあります。

そして、エンジンがかかり、ぐんぐんスピードを上げていったとき、それをコントロールするハンドルがなければ、車は衝突事故を起こしてしまいます。そして、そのハンドルのような脳機能全体の制御機能を果たすのが「③大脳新皮質」です。例えば、「食べたい」という感情に対して、「いや、今は夜中だし、健康診断で体重のことも指摘されているから、明日の朝まで我慢しよう」と「思考」して、制御するような「理性の中枢」の働きをします。

「自分はダメだ……」と人がネガティブになる理由

これら脳幹、大脳辺縁系、大脳新皮質の3つが、どのように異なる「働き」をするのか、日常のシチュエーションで考えてみましょう。

「あの人と意見が食い違った。なぜだろうか？　私の考えていることが間違っていたのだろうか。それとも、あの人の言っていることが、的外れなことなのだろうか……」

みなさんにも、人と意見が合わずにいろいろと考え込んでしまった経験がきっとあるのではないでしょうか。こうした人間関係など社会性を発揮するようなところで活躍を見せるのが、いちばん外側に位置する「③大脳新皮質」です。他人とまったく意見が食い違ったとしても、どうしてなのか、何が悪いのかと、人間は理性で考えることができます。

一方、こうした理性にもとづく社会性のタガが外れる瞬間を、きっとみなさんは、どこかで（未成年でなければ）経験したことがあるはずです。そうです。アルコールを飲んだ時などが、その例です。「あいつは本当にムカつく」「ふざけるな」などと不満があらわになり、理性がきかなくなります。これは、アルコールの摂取により、大脳新皮質の機能がマヒしてしまうため、「②大脳辺縁系」の感情が爆発してしまうのです。

でも、アルコールを飲まなくても、感情に支配されてしまうようなこともあります。「あの人とうまくいかないのは、自分のせいだ。このままじゃダメだ……」と落ち込み、なぜだかネガティブな思考に陥るような時です。頭では理解していても、「なんだか調子が悪いな。精神的に安定しないのは、なぜだろうか……」と、身体が言うことをきいてくれない。

こうした時は、場合によっては、生命維持の基礎的な機能をつかさどる「①脳幹」に問題が起きていることがあります。睡眠不足であったり、食事がきちんととれていなかったり、もしくは何らかの病気にかかり、身体が熱を持っているのかもしれません。こうなると、理性や感情の脳機能をコントロールする以前の問題となります。

「脳幹」は生命維持の基礎的な機能

空腹と感じると、無性に何かを食べたくなるものです。私も、このような時、つい無意識に何かをつまんで食べてしまうことがあります。空腹は、それだけ、身体に強い働きかけをします。のどの渇きも同じです。仕事に集中している時には感じていなかったのに、なぜかひと息つくと、急速にのどの渇きがおそってくることがあります。暑い夏の日、外でびっしょりと汗をかいたあとなら、なおさらでしょう。激しく水を飲みたいという強い口渇（こうかつ）感から、自然と自動販売機へ足が向いてしまいます。

睡眠も同じです。長い時間、机に向かって仕事をしていると、ある時、急に眠気がおそってくるタイミングがやってきます。そして、ついにはその眠気に勝てず、自然に眠りに落ちてしまいます。睡眠時間をけずって仕事をするような時ほど、そうした吸引力は強いものです。その理由は、身体に疲労が積み重なり、「身体を休ませろ」という脳からの命令が強くなるからです。

いずれも身体の中にあるセンサーが、空腹、のどの渇き、眠気などを感知し、情報を脳に送り続けることで起こる反応です。エネルギーが不足しているので栄養を補給しろ、身体の内部が脱水状態になっているから早く水分の補給をしろ、身体に疲労が蓄積しているので睡眠をとれ、といった具合に、脳に必要性を訴えるのです。

こうした生命維持に関わる事柄をコントロールするのが「①脳幹」です。私たちはこれら空腹、のどの渇き、眠気といった身体反応を、普段からほとんど意識することなく、ある意味で自動的に処理しています。

脳で処理された情報は、脳幹から脊髄（せきずい）を通って、身体の各部に伝わっていきます。例えば、真冬の寒い時期に外に出ると、身体が震えて手足が動きます。震えることで体温を上げようとするからです。また、真夏の暑い日には、体温を下げるために、たくさんの汗をかきますね。脳幹が体温を調節する自律神経を通じて、体温を一定にコントロールしようとしているのです。

「感情」と「理性」の相互作用

しかし時には、脳幹の命令でも自動的にはコントロールしきれない状況もあります。そうした場合、自動的な処理が困難になると、脳幹は「対応しきれない」という情報を「②大脳辺縁系」へ送り込みます。お腹が空いていたり、睡眠不足が長く続いていると、イライラとして感情的になってしまう時がありますが、これがまさに「対応しきれない」という情報が大脳辺縁系へ送られた状態です。

もちろん、私たちはお腹が空いて我慢できなくなったとしても、他人が食べているものを奪ってしまうようなことはしません。お腹を満たすような何らかの別の方法を考えるはずです。同じように、いくら眠いからといって商談の場で眠り始めるようなことをせず、なんとか自分自身をコントロールしようとするはずです。

また、危険になりそうなことをあらかじめ察知して、行動に移すこともあるでしょう。例えば、天気予報を見て、最高気温が30℃を超え、真夏日になることが予想できるようならば、日焼け止めクリームを塗って日傘を持ち、飲み物を携帯して、熱中症にならないように気をつけます。

このように、危険を察知して行動に移す時や、そうなる前に何らかの対策を考える時など、他人と協調しなければならない社会生活を円滑に過ごすために働いているのが、「③大脳新皮質」です。大脳新皮質は、単に大脳辺縁系から情報を受けるだけの存在ではありません。これまでに蓄積した経験をもとに、大脳辺縁系の情報を、思考や理性という機能でコントロールし、生活を快適にする解決策や手段を実行していきます。

脳は「感情→理性」という順番で働く

では、あらためて脳幹、大脳辺縁系、大脳新皮質の3つが、どのように連携し合って、人間を動かしているのかを考えてみましょう。

例えば、みなさんがベッドから起きる「朝」の時間をイメージしてください。窓を覆うカーテンのすき間から、太陽の光がもれ出し、朝日が入ってきました。「まだ眠いな……」とまどろむ中で、目覚まし時計がけたたましく鳴り響きます。「うるさいな！　まだ起きたくない」と、アラームを止めて、いわゆる二度寝です。しばらく時間が経ち、再び目覚まし時計を見ると、すでに出かけないといけない時間になっていました。「まずい！　遅刻してしまう！」と慌てて飛び起き、家を出る準備を始めました。

この時、「まだ眠いな……」と、「身体が疲れているから、まだ寝なさい」と命令するのが「①脳幹」です。経済協力開発機構（ＯＥＣＤ）が２０１４年に発表した調査結果によると、対象となった世界29か国のうち、日本人の睡眠時間は韓国に次いで2番目に短く、

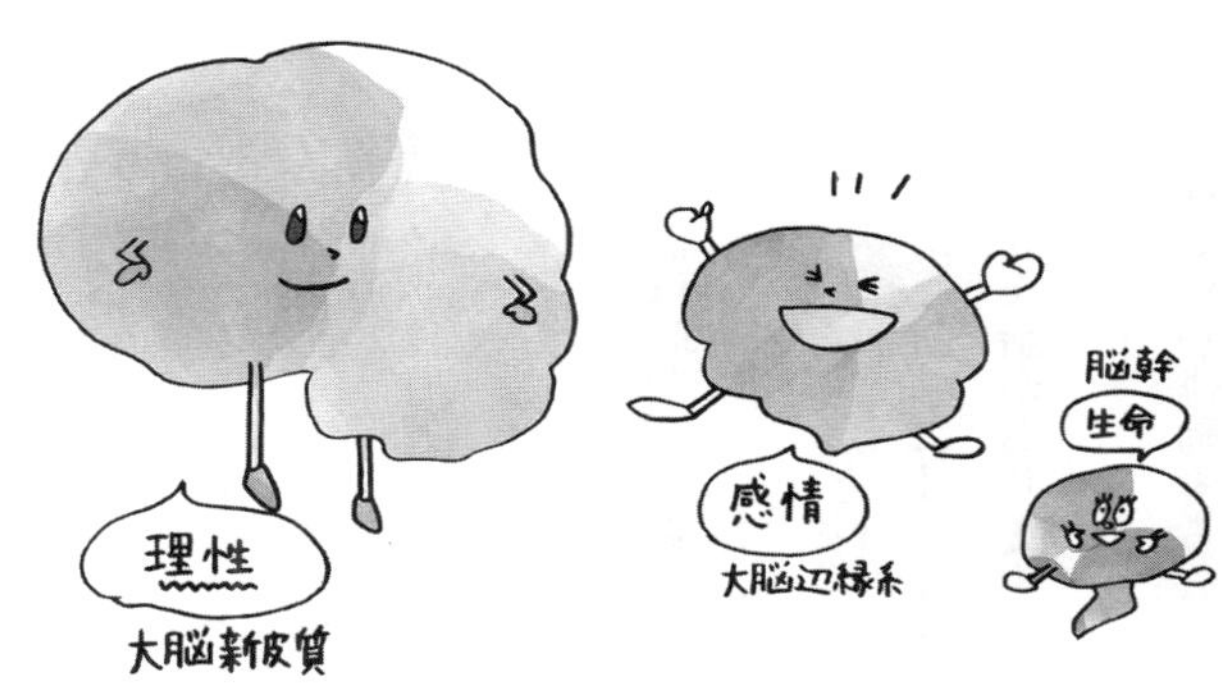

図表3　大脳新皮質、大脳辺縁系、脳幹のイメージ

平均で7時間43分だったそうです。みなさんはきちんと寝られているでしょうか。誰でも、十分な睡眠をとらないと、基本的な脳の機能を働かせることができません。

「うるさいな！　まだ起きたくない」と、目覚まし時計が鳴って起きなくてはいけない時間にもかかわらず、起きたくないという感情が先走る時に反応しているのが「②大脳辺縁系」です。もちろん、大脳辺縁系はいたずらに人間の邪魔をしているわけではなく、脳幹の「身体が疲れているから、まだ寝なさい」という命令をもとに、それに連動して感情を呼び起こしているのです。

「遅刻してしまう！」と、会社や学校、待ち合わせなどの予定があることを考えて、「まずい！」と判断するのが、「③大脳新皮質」です。何か起こった物事に対して、最初に立ち上がるのは「感情の脳」ですが、そのあとに少し遅れてやってくるのが「理性の脳」です。

生命をつかさどる脳幹は寝ている間も休むことがありませんが、この感情と理性の脳、つまり大脳辺縁系と大脳新皮質は、私たちが眠っている間には働いていません。このように私たちの脳は、朝起きると「感情→理性」という順番で働き始めます。

「階層性」が崩れると、脳の機能は低下する

脳の機能は時間の経過とともに、生命、感情、理性と1つひとつ高位の脳に向けて立ち上がっていきます。このように、脳の機能が順序にしたがって立ち上がっていく、基本的な性質を「階層性」と呼びます。

「脳を鍛えるためには、大脳新皮質を活発に働かせよう」と、思考や理性の部分だけを強調するような話がありますが、それは正しくありません。脳は、大脳新皮質だけで機能しているわけではありません。脳幹、大脳辺縁系、大脳新皮質の3つが階層性にしたがって、それぞれが連動することで初めて全体が動き出し、うまく機能し始めます。

ある意味、私たちの頭の中には、３つの脳機能による人間の社会生活のようなものが存在しています。脳内で、それぞれ互いに制御すべき関係性があるのではないかと考えます。

ですから、この３層のうち、どこか１つでもうまくいかなくなると、脳の機能は低下してしまいます。大脳辺縁系が過度に活発になると、判断が理性的でなく、感情的になりますし、睡眠不足が長期間続き、脳幹機能が不安定になると、物忘れまでが多くなってしまいます。

もちろん、思考や理性をつかさどる大脳新皮質を正しく働かせることなく、ストレスのない環境で過剰に休ませてしまうと、記憶力や判断力が低下してきてしまいます。何からの理由で長期間にわたり仕事を休まれた、あるいは違う職種に異動していた経験のある方ならわかる感覚だと思いますが、いざ元の仕事に復帰してみると、かつてのようにキビキビと脳が動かないと実感することがあると思います。

私たちは、この３つの異なる階層をバランスよく維持し続けるなければなりません。バランスを保つためには、どうしてもできないことはしない、求めない、あるいはここまでは無理ができるというように、それぞれが調節できる範囲を、ご自分で理解しておくとよいでしょう。

では次に、脳幹、大脳辺縁系、大脳新皮質が持つそれぞれの特徴を、さらに詳しく解説していきましょう。

2 脳幹——負荷をかけず「守る」もの

「脳幹」はすべての基礎

私の仕事の1つは、脳疾患後の脳機能回復を図る「高次脳機能外来」です。私が、訪れた患者さんとご家族に、まずお聞きするのは、生命を維持する「脳幹」に関わる質問です。朝きちんと同じ時間に起床できているのか、食事はしっかりと規則正しくとっているのか、夜はぐっすりと寝られているのか。このような当たり前とも思える生活習慣について、聞き取るようにしています。

人の手を借りずに自由に食事ができ、行動にも不自由がない。家族とも楽しく会話ができ、友だち付き合いを楽しむこともできる。こうした健康的で幸せな社会生活を送るために必要なことは、特別な脳トレや薬ではないと私は思います。すべてのベースになるのは、生命維持の基礎的な機能、つまり脳幹の確実な維持です。

「脳幹」は、コンピューターでたとえるならば、パソコンやスマートフォンそのものを動かすウィンドウズやアンドロイドなどのオペレーティング・システム（OS＝基本ソフト）です。脳幹は、文章を書いたり、新しいものを創り出すなどの高次の脳活動を担っているわけではありませんが、そうしたアプリケーション（応用ソフト）は基本システムがなくては動かないものです。

植物のような一定のリズムが大切

脳は樹木にもたとえることができます。木には幹があり、枝先には葉や花があります。樹木は上へ上へと伸びていきますが、きちんと地面に根を張っていないと大きく育ちません。どんな植物でも、気候や土壌など周囲の環境にうまく適応していかなければ、生きながらえることができないはずです。

　樹木でいえば、脳幹は樹木の根にあたります。第1層の脳幹が、うまく周囲の環境に適応できなければ、第2層の大脳辺縁系も、第3層の大脳新皮質も当然枯れてしまいます。

　朝、太陽がのぼり、日が沈むまで、樹木は太陽の光を浴びて光合成します。そのリズムは誰にも邪魔されず、常に一定です。人間の脳幹にとっていちばん大切なことは、樹木のような一定の生活リズムです。毎日の生活パターンを規則正しく決めて、それを変えないことです。朝起きる時間や夜寝る時間がきちんと決まっていると、脳はその機能を維持しやすくなるのです。

　健康に悪いからといって、寝苦しい夏の熱帯夜に、クーラーをつけず、じっと我慢するのは得策ではありません。涼しくして安定した眠りをしっかり確保するほうが、脳にとってはよほど健康的だと思います。

　ドイツの有名な哲学者であるイマヌエル・カント（1724〜1804）は、規則正しい生活で有名でした。毎日、決まった時間に決まった道を散歩しており、その時間があまりにも正確だったため、街の人たちはカントが散歩する姿を見て、自分の時計の針を直したといわれるほどです。カント哲学の偉大な業績の背景には、こうした規則正しい生活があったのではないかと、私は想像しています。

高齢者ほど目覚まし時計が必要

脳幹を守るコツは、負荷の少ない規則正しい生活の中にあります。

10代、20代の若い時は、属している社会により、規則正しく生活することが強制されています。基本的に、学校や会社は遅刻を許してくれません。さらに若者は身体的にも年齢が若いので、脳幹の自動調節機能も十分に正常に働いてくれます。実際、体力もあり、多少の肉体的な無理もききます。ですから、彼らの場合は、脳機能の低下を意識するほどの必要性もないと考えます。

しかし、50代、60代と年齢を重ねるにつれて、身体の回復力は年々衰えてきます。時々「定年になったから、目覚まし時計がいらなくなった」と言う人がいますが、それはまったく逆だと私は思います。定年になり、高齢者と呼ばれるようになってきた時期こそ、目覚まし時計などを使い、意識的に生活のリズムを一定にする必要があります。「会社があるから」という強制力が働かなくなった時こそ、脳機能維持に気をつけるべきなのです。繰り返しになりますが、脳幹のためには、規則正しい生活が必要です。

私たちの身体のそれぞれの細胞には体内時計が付いています。そして、その時間は約25時間です。1日の長さ、24時間より1時間長いのです。

これを私たちは毎朝リセットしています。朝日の光を浴びて、脳に朝だと認識させることが大切です。朝食を食べて身体にエネルギーの原料を入れ、身体に朝を認識させる。こうして私たちの身体には、新しい1日が始まるのです。そして、起きてから約16時間後、人は眠くなります。

このような、起床、食事、睡眠のある規則正しい生活が、脳幹に対する負担の少ない生活なのです。

多くの人は、定年後はバラ色の日曜日が続くと考えているかもしれません。しかし、それは違うと思います。定年後のすべてが自由になった生活では、それまで社会が与えてくれていた規則正しい生活を送ることができません。今度は自分で毎日を律して、規則正しい生活をしなければならないのです。決してラクな生活ではない、と私は思います。

奇跡的に脳が回復した50代男性のケース

生活のリズムの安定が、脳機能にとっていかに大切かを、考えさせられた事例を紹介しましょう。

ある50代男性の患者さんの話です。脳梗塞にかかったあと、後遺症として認知機能の低下が見られました。会話、食事、運動のすべてにおいて積極的な行動が見られない状況です。

この方のように、脳の病気にかかり、その状態から回復できず、認知症に近い状態に陥ってしまった患者さんは、たくさんいらっしゃいます。たいていの場合、患者さん自身の対応力は低く、そのお世話はとても大変なものとなります。そして、そうした状態が長く続くと、ご家族も療養自体をあきらめてしまうのが一般的です。

しかし、この患者さんは、奥様が長期間療養を続けてくれました。決してあきらめず、奥様が熱心にリハビリのサポートを続けたことで、患者さんは結果的に１人でも歩けるようになりました。

ところが、いつまで経っても、ご本人の積極性は戻ってきません。自分から進んで何かの行動をしようとすることはなく、ほとんど引きこもりのような生活です。困り果てた奥様は、いろいろな病院を渡り歩き、最終的に私の外来にたどり着きました。

患者さんと奥様には、定期的に毎月1回外来に来てもらうことにし、ご自宅でも1つだけやってもらうリハビリを私は提案しました。

それが生活リズムのリハビリです。毎日朝に起きる時間を一定にして、夜に寝る時間も22時以降にしました。とにかく昼間に起きていることを守らせ、患者さん本人に昼夜の区別をはっきりさせようとしたのです。規則正しい生活リズムを維持することで、体内時計を正しく動かし、脳幹にとっても負荷のかからない生活を目指してもらうことにしたのです。

すると彼はある日突然、はっきりと目を覚ましました。元気な頃のご本人のように、昼間はっきりと覚醒ができるようになったのです。そして、積極的に自分で活動するようになりました。生活のリズムを一定にするリハビリを始めてから、記念すべきこの日までに、なんと7年の月日が経過していました。

ご本人の一度低下した脳機能を回復させるのに、どれほどの時間を要するのか、最初は誰にもわかりませんでした。結果的に、これだけの長い期間が必要だったのでしょう。実際に詳しく神経の流れを調べてみても、たしかに正常な神経線維の構造が戻ってきていました。本当にすばらしいことです。

これは、回復を支え続けた奥様をはじめ、家族が辛抱強くサポートした結果です。医師だけの力ではどうにもならない、家族の力あってこその医療だということをあらためて教えてくれた、私にとっても非常に印象に残る患者さんでした。

「脳幹」のまとめ

大切なことなので何度も言いますが、「脳幹」は生命維持の基礎的な機能をつかさどる場所です。活きた脳を守るための、すべての基礎になります。たとえるならば基本ソフトです。脳幹がきちんと機能するように、心がけるべきことは「負荷をかけない」ようにすることです。

方法については、第2章の「体調のコントロール」で詳しく解説していきます。そして、最終的には、第4章の「究極の『1つの習慣』」でやるべきことをシンプルにまとめて、みなさまに実践していただきたいと思います。

3　大脳辺縁系——暴走を防ぎ「しつける」もの

暴走老人を生み出す「大脳辺縁系」の萎縮

次は、「大脳辺縁系」です。大脳辺縁系は、生きる意欲ややる気などを生み出してくれる「感情」の源、とすでに紹介しました。「辺縁」というのは「まわりにある部分」という意味ですから、大脳のまわりにあるという位置関係になります。

大脳辺縁系は、人間の感情処理を行っている場所です。社会生活においても、実に多くの人がこの感情コントロールの不良のせいで失敗をしています。近年、「暴走老人」が話題になりましたが、みなさんのまわりにも、妙に怒りっぽい人はいないでしょうか。

ある患者さんの話です。家族に連れられて来院されたその方は、70代の男性です。

「オレはどこも悪くない。ばあさんが病院に来るというから来たんだ」
と、外来受付というパブリックスペースで、大声で叫んでいます。実際に診察してみると、血圧は正常、体格もやせ型で肥満もなく、言語や運動の障害もありません。朝6時に起きて夜12時に寝る、規則正しい生活で、食欲も十分です。質問をしても、すぐに返事が返ってきますので、ご本人の言う通り身体的には何も問題がないように見えます。

ところが、ご家族に話を伺ってみると、問題は日々の行動にありました。その患者さんの日課は、2時間程度の散歩です。かつて地域の自治会長をやっていたほどの人望のある方でしたが、最近はちょっと様子がおかしい。散歩のたびに近隣のゴミの出し方や道路の使用状況などを注意してまわります。あまりにも注意がうるさいため、なかばたちの悪いクレーマーのようになっているのです。

異常行動が始まった当初は、家族が近所を詫びてまわっていたので、事なきを得ていましたが、次第に行動はエスカレート。何度も無断で他人の家屋に怒鳴り込んでいくため、とうとう警察に通報されてしまったというのです。

認知症の検査をしてみると、たしかに高度の認知症状態でした。大脳新皮質、大脳辺縁系の一部に萎縮がはっきりと認められたのです。大脳新皮質や大脳辺縁系の一部に損傷や萎縮が起こると、感情を抑える役目の理性（③大脳新皮質）のコントロールがきかず、感情を暴走させたままの状態になってしまいます。

喜怒哀楽をやわらかくする

この患者さんの場合は、大脳新皮質と大脳辺縁系が萎縮・損傷しているため、病気でした。

脳について一般的には、感情を抑える役目の、理性をつかさどる大脳新皮質のほうに注目が集まりがちですが、年を重ねるほど大脳辺縁系とうまく向き合うことのほうがより重要となってきます。

大脳新皮質と大脳辺縁系の違いは、情報処理の方法にあります。情報は大脳新皮質で、理性的にゆっくりと、しかも緻密に処理されます。一方、大脳辺縁系で情報は感情的に、粗くても短時間ですばやく処理されます。脳は「感情→理性」という順番で働く、と紹介しましたが、例えば「頑固おやじ」は感情がすばやく反応している状態に近いかもしれません。どんな論理的な説明も受け入れず、嫌なものは感情的に嫌だ。大脳辺縁系に入ってきた情報が、大脳新皮質までうまく到達しない、と言い換えることもできます。喜怒哀楽をやわらかく、感情をコントロールできるようになることが、大脳辺縁系を取り扱う方法の核心です。

人を動かす大脳辺縁系の2つのエンジン

では、どのように大脳辺縁系と向き合えばよいのでしょうか。すでに述べました通り、大脳辺縁系は自動車でいえばエンジンであり、なくてはならないものです。人間のモチベーションとなるその大脳辺縁系のエンジンには、まったく異なる2つのものがあるといわれています。それが「ブラックエンジン」と「ホワイトエンジン」です。

ブラックエンジンは、恐れやプレッシャーによる動機などがその例です。例えば、「このままでは会社をクビになって、うまく生活ができなくなる」「失敗したらまわりにどう思われるか、それが怖い」など、不安や恐れから駆り立てられるものです。

常に不安や恐れに直面しているということは、ある程度のストレスをかけられた中で、必死に走り続けることになるため、盲目的にもなりますし、自分を守ることに必死になってしまいます。ですから時に、そのエネルギーがあらぬ方向に向いてしまい、意味もなく攻撃的になったり、他人を蹴落としてでも自分を守ろうとする利己的な考え方に陥ってしまいます。

いわゆる「ブラック企業」は、こうしたブラックエンジンを従業員に対してフル稼働させているのかもしれません。生徒が「いい大学に入れなければ、いい就職ができない」という不安や恐れにさらされてしまう学校や、もしかしたら、みなさんの家庭でも、お子さんたちにこうしたブラックエンジンを稼働せざるを得ない場面があるのかもしれません。

イメージとしては、全身に力を入れ、常に頑張って一生懸命走っているような感じになります。「いつまで頑張る」という期限があればよいのですが、いつ終わるのかがわからず行き着く先が見えない状況だと、時に「ガス欠」となり、ひどい場合には精神疾患に陥ってしまうことさえもあります。

信頼や感謝がつくるモチベーション

一方、ホワイトエンジンは、信頼や貢献による動機などが、その例です。例えば、「あの人たちのために頑張ろう」「人や社会の誰かのために役立ちたい」など、達成した時や感謝された時の満足感のある喜びから、その意欲を駆り立てられるものです。

自分自身だけではなく他人や社会のこともポジティブにとらえており、「他人を満たすことで、自分自身も満たされる」という思いで行動しますから、満たし合うポジティブな連鎖が起きます。いい意味で「相互依存」「助け合い」「共生」という言葉がぴったり似合う状況です。

ホスピタリティにあふれる会社は、こうしたホワイトエンジンをフル活用しているイメージがあります。1人だけでは成り立たない相互作用ですから、ホワイトエンジンを持つことは簡単ではありません。でも、ビジネスでもスポーツの世界でも、本当に強い組織やチームは、こうしたホワイトエンジンが基盤になっているのではないでしょうか。最近はボランティア活動が盛んになってきていますが、それらも基本的にはホワイトエンジンに駆り立てられているモチベーションです。

このように書くと、ブラックエンジンは悪いもので、ホワイトエンジンは良いものだと感じられるかもしれません。ですが、必ずしもどちらが良いという話ではありません。

みなさんはまず、大脳辺縁系が引き起こす感情のエネルギーには、ブラックエンジンとホワイトエンジンがあることを理解しましょう。また、それらをうまく利用しながら動かしていくことが重要だと思います。ご自身の大脳辺縁系を、どのようにしたらうまく取り扱うことができるか、その方法を知ることが大切なのです。

ブラックエンジンとホワイトエンジンの特徴とは？

人は誰でも人生においてピンチや苦境に立たされることがあります。そんな時に大きな力を発揮してくれるのがブラックエンジンです。きっかけは「不安」や「恐れ」ですが、このブラックエンジンによりハングリー精神で脇目も振らず、一心不乱に突き進んだ結果、大きな成功を手にした人も多いと思います。

ブラックエンジンには、爆発的なパワーを生み出す瞬発力があります。時と場合によっては、こうした力が必要となることもあります。

しかし、ずっとブラックエンジンだけを作動させ続けると、いろいろなところに悪影響が出てきます。ずっと力んでいれば、いずれは疲れきってしまいますし、「盲目さ」や「利己的な振る舞い」は、敵をつくり出します。人間は社会的な生き物ですから、結局のところ1人でいくら頑張っても、持続的に成功することはおろか、本当の幸せを得ることはできないものだと思います。

そこで必要なのがホワイトエンジンです。このエンジンは、人間ならば誰にでも、生まれた時から搭載されているものです。ホワイトエンジンを動かすために必要なのは、「感謝」や「信頼」です。では、どのようにすればうまく動き始めるのでしょうか。もしかしたら、感謝や信頼は、あなたのほうから始めなければ、相互作用は生まれないのかもしれません。どのようにしたらうまく使いこなせるようになるのか、工夫してみてください。

ホワイトエンジンにはブラックエンジンのような瞬発力はないのかもしれませんが、長い人生を支え続ける持続力があります。あなたのまわりに味方を増やし、「いい人生だった」と思えるような幸せをもたらしてくれるかもしれません。

現実の社会は、「不安」や「恐れ」にあふれています。ブラックエンジンは、作動しやすく、ホワイトエンジンの作動は簡単ではありません。しかし、成功を持続的なものにするためには、あなた1人だけではなく、属している社会やまわり人々からの協力が絶対に必要です。どちらか1つでは足りないのです。

ブラックエンジンとホワイトエンジンは、大脳辺縁系が引き起こす感情のエネルギーです。どちらか1つではなく、両方ともうまく活動させることを心がけましょう。

エンジンの暴走を防ぐ「しつけ」

ブラックエンジンとホワイトエンジンは、脳における感情のエンジンがどのように作動するのかを説明するものでした。エンジンの性質は、年齢によって変わるものではありません。しかし、残念ながら年齢を重ねることにより、大脳辺縁系のエンジンは経年劣化します。ですから、年齢とともに、その取り扱い方をあらためて考えていかなければなりません。

1つ目の脳幹では「負荷をかけない（守る）」ことを挙げました。大脳辺縁系では、年を重ねるにつれてエンジンの「暴走を防ぐ」ことが大切です。そのために必要なことは、私は「しつけ」という言葉で表すことができるのではないかと思います。

感情のおもむくまま反社会的行動で問題を起こす患者さんたちを見ていると、その根っこには10年前、20年前から変わらない気ままな生活態度があるのではないかと感じます。好きな時に寝て、好きな時に起きる。食べたい時に食べて、好きな時に好きなことをする。こうした生活は、まったく「しつけ」ができていません。

「しつけ」とは、ある意味でズボンの折り目のような規則正しいもので、毎日7時45分の電車に乗って、8時20分に会社に着くといった、判で押したような生活です。時間的な折り目がしっかりとついています。油断してしまい、生活の中からそうした規則性が失われてしまうと、次第に「しつけ」のない暴力的な動物に変化してしまうのです。

世の中には、高齢になっても立ち居振る舞いが美しく、たとえ自分の体調がすぐれなくても立派な行動をとる方がたくさんいらっしゃいます。そうした方々を指して「育ちが違う」といいますが、「育ち」とは、このような普段からの生活の「しつけ」なのではないでしょうか。

大脳辺縁系の暴走は、簡単に防げるものではありません。若い時からどのように自分を「しつけ」てきたのか、一種の「飼いならし方」が最後はものを言うと思います。

「ストレス・コーピング」で冷静な感情を取り戻す

大脳辺縁系の「暴走を防ぐ（しつける）」ためには、大脳辺縁系のたづなをしっかりと握り、対処のための冷静な時間を、なるべく多く持つようにすることがとても大切です。

実は、大脳辺縁系は、それ単独で、今起きていることと、過去に起きたこととの区別を明確につけることができません。

人には、感情が大きく動いたときの記憶が特に強く残ってしまう性質があります。心は、一般に過去にとらわれやすいのです。

ですから、そうならないためにも、そうした感情をため込まずにうまく逃してあげる必要があります。私たちの生きる意欲や、やる気などを生み出してくれるのが「感情」のエネルギーですが、ネガティブなエネルギーは、うまく外に出してあげなくてはいけません。

もちろん、社会生活では、好きな時に自由に感情を出すわけにはいきません。会社の中で、あるいは近所付き合いの中でも、突然ご自分に生じた怒りや悲しみなどを、はっきりと表に出すことはできないでしょう。長く我慢を強いられる場合も、たくさんあります。

ネガティブな感情に対して過剰に我慢を重ねると、感情的なストレスが積み重なり、筋肉の緊張や息苦しさ、動悸やめまい、不眠症といったストレスによる症状が出てくるようになってしまいます。

ゆえに、意識的にストレスを外に逃がす方法を、自分なりに持っておくことが大切です。これを「ストレス・コーピング（ストレス対処法）」と呼びますが、普段の生活の中に、冷静になれるゆっくりとした時間が確保できれば問題はありません。例えば、食事のあとの、コーヒーを淹れる時のやわらかな香りが、みなさまに安らぎをもたらしてくれるかもしれません。大好きな音楽を聴きながら平静な感情を取り戻すのもよいでしょう。

1つひとつは、ささやかなことでも構いません。自分なりの手段を、なるべくたくさん持ち、こまめに意識して実行することが大切だと思います。こうした「ストレス・コーピング」の方法は、その感情を引き起こした問題の直接的な解決法ではありませんが、大脳辺縁系のたづなを握るための合理的な方法として、現在注目されています。

「大脳辺縁系」のまとめ

大脳辺縁系は、人間の感情処理を行っている組織です。車でも年を重ねるにつれてエンジンが経年劣化するように、大脳辺縁系も、その「暴走を防ぐ（しつける）」ためのメンテナンスが大切です。感情の持つブラックエンジンとホワイトエンジンという性質を理解し、規則正しい生活の基盤をつくることで、大脳辺縁系のコントロール方法を身につけていきましょう。

その方法については、第3章の「感情のコントロール」でも詳しく解説していきます。そして、最終的には、第4章の「究極の『1つの習慣』」でやるべきことを簡潔に示します。

4 大脳新皮質——新たな情報に触れて「育てる」もの

大脳新皮質は理性のハンドル

「大脳新皮質」は、思考や理性をつかさどり、複雑で高度な認知機能を発揮する脳の組織です。私たちは生まれながらにして、こうした高度な機能を持っているわけではありません。大脳新皮質の神経ネットワークは、生まれてから広がり続け、社会において成人、つまり大人とみなされる20歳前後になってようやく組織として完成します。人間は1年1年成長することにより、大人らしい知性を持てるようになるのです。

大脳辺縁系が感情のエンジンならば、大脳新皮質は理性のハンドルです。自動車の運転席に座ったら、私たちはフロントガラスに広がる道路の状況を見ながら、ハンドルを切らなければなりません。

大脳新皮質は、あらゆる環境下で、新しいことや周囲で起こる変化に、より早くよりうまく適応するために進化してきました。つまり、大脳新皮質は、人間の身体にもたらされるいろいろな情報を取捨選択して、どれが重要かを判断し、またパターン化して自動で処理できるように進化し続けてきています。

大量の小銭を持て余す「独居老人」

今の世の中で、いちばん心配なのは、パートナーに先立たれて1人暮らしとなった、いわゆる「独居老人」です。彼らは、定年後など環境の変化により、新しい情報に触れる機会がグッと減る傾向にあります。

ある60代男性の患者さんのケースを紹介しましょう。彼は娘さんが心配して、私のところへ連れてこられました。バリバリと働いていた頃と違って、今は定年後。のんびりと1人で暮らしています。娘さんが異変に気づいたのは、家の中に大量の小銭があることからでした。

いっしょに買い物に行くと、100円単位の買い物でもいちいちお金の計算をせず、1万円や5000円などの大きなお札を出します。自宅に帰ると、余った小銭は空き缶などの入れ物に入れてしまい、小銭を財布に入れて持ち歩くことをしません。理由は「めんどうくさい」からです。

文字を書くこともあやしくなっており、「あれ、どうやって書くんだっけ」と娘さんにたずねる回数が増えました。「辞書で調べてみたら」とアドバイスしても、「めんどうくさい」と自分では調べようとしません。

携帯電話でメールのやりとりをしていましたが、男性からは簡単な単語しか返ってこず、しまいにはまったく返信も来ないことが続きました。最近は、人に会って話す機会も減り、時には1日中、誰とも話さない日もあるとのことでした。

診断の結果は、軽度の認知症でした。当然の結果かもしれません。「自分は何をしてもいい」とラクで気持ちいいほうに流され、肝心の高度な脳機能は、年々低下していく状態となっています。肉親でない他人の誰もが、お節介に「めんどうくさいことを進んでやれ」とは言いません。ですが、そうした状態に甘えていると、いつの間にか脳の衰えは進み、気づいた時には、簡単なこともできなくなり、何もかもが失われてしまうことになるのです。

働かないアリは必ずいる

お年寄りからは、「めんどうくさい」というセリフがよく聞かれます。これはどうしてでしょうか?

人は、年を重ねるにつれ、好き嫌いを大脳辺縁系だけで判断をするようになり、理性的な判断に詰まると、最後には「めんどうくさい」と気分に陥ってしまいます。私は、老年期ほど、理性のハンドルである大脳新皮質をうまく使いこなさないと、最後には痛い目にあうことになると考えます。

感情のエンジンと理性のハンドルについて、原理的な違いを理解するため、1つのシチュエーションを考えてみましょう。

人間の世界には、嫌なことがたくさんあります。「なぜあの人は、いつもこうなのだろうか」「もっと協力的にできないのだろうか」など、誰でも人間関係であれこれ悩むものです。もし、こうした事態を感情のエンジンである大脳辺縁系だけで対処しようとすると、「あいつはバカなんじゃないか」「ふざけるな」と怒りのエネルギーを常に爆発させていることになってしまいます。

しかし、日常のこうした不快な出来事は、起こるべくして起こっているのかもしれません。「働きアリの法則」をご存じでしょうか。アリは働き者というイメージがありますが、実際には、働かずに遊んでいるアリが一定数いることが知られています。例えば、働きアリが100匹いたとして、よく観察してみると、そのうちの20匹（20％）はよく働き、60匹（60％）が普通に働き、残りの20匹（20％）がまったく働きません。そして、働かないアリ20匹をそのグループから取り除いても、残った80匹のうち、16匹（20％）がよく働き、48匹（60％）が普通に働き、16匹（20％）が再びまったく働かなくなります。よく働くアりだけを集めても同じです。つまり、よく働くアリ、普通に働くアリ、まったく働かないアリの比率は、常に「2：6：2」となるのです。

アリの世界と同様に、人間の世界でも「優秀な人が2割、普通の人が6割、あまり働かない人が2割」の構成になりやすいといわれています。例えば、グループで何らかの活動をすると、2割の人が率先してリーダーシップを発揮し、6割がそのリーダーに引っ張られるように動き、残りの2割は働かない傾向になるのです。スポーツの世界でも、高い年俸でスタープレイヤーだけを集めたチームが必ずしもうまくいかず、逆にスタープレイヤーを引き抜かれたチームに新しいスタープレイヤーが生まれ、好成績を示したという話もあるくらいです。

物事に対して理性的に対処する方法

社会生活には人間関係などで不快な出来事はたくさんありますが、嫌なことを単純に「嫌だ！」と感情だけで対処してはいけません。怒りや不満をぶちまけることだけでは、問題は解決しません。アリにも一定数の働かないアリが存在するように、社会は絶対評価ではなく相対評価である側面が大きいものです。

嫌なことは完全にはなくならないことを理解する。つまり、理性のハンドルである大脳新皮質ならば、「これは2：6：2の法則そのままだな」と思考することで冷静に対処することができます。

「嫌だ」と思ってしまうような出来事も、理性的であれば違う力に転じることができます。例えば、会社の会議において、「なぜあの人は、いつもこうなのだろうか」「もっと協力的にできないのだろうか」と感じる社員が何人かいたとします。感情的な社員だけならば「ちゃんと話を聞け！」と怒りで対処することになるでしょう。

しかし、理性的に対処する社員がいるならば、「そうか。2：6：2の法則だから、発言しない人を集めて会議をすればよいのか」と、新たなアイデアが生まれます。きっと次の会議からは、発言する人が生まれ、リーダーシップを発揮する人も出てくることでしょう。人間は自分が属している集団によって、実にさまざまな役割を自然に演じてしまうものなのです。

新たな情報に触れる「彩り」が生活に必要

自動車を運転している時、みなさんは「自分は今ハンドルをまっすぐ握っている」などと意識することはないはずです。同じように、歩く時にも「今は右足を動かしていて、次は左足だ」と考えながら歩く人はいないでしょう。大脳新皮質は理性のハンドルですが、同じような情報を処理していく際には、パターン化して自動で処理できるようになっています。

物事はうまくいくと、もうそれ以上は深く考えません。人間が情報を適切にすばやく数多く処理する特性を「流暢性（りゅうちょうせい）」と呼びますが、大脳新皮質も一定の対処でうまくいけば、ほかの脳機能にその処理を任せて、自らの複雑な処理もやめてしまいます。

今は何でもスマートフォンで検索する時代です。昔は旅をするのも簡単ではありませんでした。専門知識が豊富な旅行会社の人に何度も相談しなければなりませんでしたし、電車の乗り継ぎ方も時刻表を見比べながら悩んだものです。乗り鉄（乗るのが好きな鉄道オタク）に、最適なプランを考えてもらうなんてこともありました。しかし、今はスマートフォンの乗り換え案内のアプリで検索すれば、いちばん早く行く方法、いちばんお金のかからない方法などが、瞬時に見つかります。

こうした生活の中では、パターン化された自動処理が得意な脳機能だけが活躍し、大脳新皮質が使われることがありません。生活が安定していて変化のない人ほど、パターン化された生活を生きることになるのです。

脳幹は負荷をかけず「守る」ものであり、大脳辺縁系は暴走を防ぎ「しつける」ものでしたが、大脳新皮質は意識的に常に新たな情報に触れて「育てる」ものです。日常を見直し、毎日の生活の中での「彩り」を得ることで、もっと大脳新皮質が使われる方法はないのか。大脳新皮質の場合は、常に模索を続けることが大切なのです。

脳のしわは何のためにあるのか?

大脳新皮質のことを指して、昔から「脳のしわは多いほうが賢い」といわれます。「大きいことはいいことだ」「何事も量はすべてにおいて優先される」といった考え方もあり、「脳のしわは多いほうが賢い」という考え方は、いまだに根強く浸透しているように見えます。

しかし、脳機能から考えるならば、しわの数だけを意識しても仕方がありません。私は、本質的に脳は、死ぬまで成長を続けるものだと考えています。つまり、脳のしわが多かろうが、一度でも脳を深化させる努力をおこたれば、簡単にその機能は低下してしまうものだと思います。

私は何歳になっても「仕事をやめてはいけない」と考えています。仕事をやめること、それは、脳を止めることを意味するからです。年齢を重ねると「体力に無理がくるから同じように仕事をするのは難しい」とおっしゃる方も多いのですが、それは同じことを同じように繰り返しているからではないでしょうか。今までの仕事とはまったく違った仕事をするのも、脳を守る選択肢の1つです。

脳は、樹木にたとえることができ、地面に張りつく根っこが脳幹で、樹木を大きく成長し続ける幹や枝が大脳辺縁系だとしたら、その枝先の葉っぱが大脳新皮質です。落葉樹の場合、葉っぱは緑に色づいては茶色くなり、枯れ落ちることを繰り返します。そうした新芽や新葉は、毎年違った形で色づくはずです。私たちも、年代によって異なる脳の葉っぱが必要です。

私たちの脳のしわにたまるのは、私たちが見聞きした記憶の葉っぱのようなものです。大脳新皮質に蓄えられた記憶は、ちょうど大きな池に浮かんだ落ち葉のようになっています。記憶の落ち葉は、意図されて池のその部位に浮かんでいるわけではありません。風に吹かれて落ち、偶然そこに浮いているのです。

葉っぱと同じように、生やし続けては枯れることを繰り返しているだけでは、記憶の落ち葉が池のどこにあるかを見失います。年を重ねるにつれて落ち葉は積み重なるものです。たまに落ち葉を拾い集めて、整理してあげることも必要だと思います。

「ひらめき」はボーッとした時に生まれる

記憶の落ち葉は、何らかの理由で偶然にも集まることがあります。例えば、急に強い風が吹いてきて、池の水面にある方向への流れが起こるように、記憶にも同じような出来事が起こります。

1か所に集まった落ち葉は、思いがけずまるで絵のような図柄をつくることがあります。大脳新皮質の脳のしわに蓄えられた情報も、突然起こった世の中の変化でつながり、意味を持つことがあります。それに気づいた時、本人はいわゆる「ひらめき」を感じます。こうした現象は、なぜかボーッとしている時に起こるものです。なぜでしょうか？

ボーッとしている時間でも、私たちの脳は機能を停止しているわけではありません。外側の世界に向かって稼働していなくても、脳の神経活動は通常通りに行われているものです。脳が内側でのみ稼働している状態を専門用語で「デフォルト・モード・ネットワーク」と呼びます。思考や関心や注意をともなうことのない、ぼんやりとした安静状態にある脳が示す神経活動です。

多くの人がひらめきの起こった場面について語っていますが、散歩の途中やお風呂に入っている時など、やはりゆっくりとリラックスしている時間が多いと証言しています。

こうした状況にある時、大脳新皮質のしわにため込まれた記憶は、何らかの理由でつながり、新たな意味を生み出します。本人が意図して行ったわけではないため、思いついた本人は「ひらめいた！」と感じるのです。

これは決して不思議なことではありません。葉っぱを生やしては記憶の落ち葉をつくり続けたのは、本人の努力によるところのものです。こうした現象は、もともと記憶は「なくなる」ものではなく、「引き出せなくなる」だけだ、ということを証明しているのです。

60代、70代と老年期に入るみなさんにとって大切なのは、まずは記憶の葉っぱをつくることだと、私は思います。つまり、新たな情報に触れ、記録し、それについて考えることを「めんどうくさい」と敬遠しないことです。

また同時に、その葉っぱがどこにあるかを把握する努力をすることも大切です。大脳新皮質には、脳全体から情報を集めて保管し、コンピューターの検索エンジンのように必要な情報を見つけ出す機能があります。瞬時にすべての情報を見渡し、必要なものを認識して適切に引き出すのです。

しかし、当然のことですが、この機能も使わなければ衰えます。身体を動かすために筋肉が必要なように、頭を正しく働かせるためには、常に大脳新皮質を動かす時間が必要です。脳では、情報を入れるだけではなく、時には出して使ってみることも大事だということです。

新聞は黙読ではなく音読する

新聞の記事を読み、新たな情報に触れる（入力する）なら、目で追うだけの黙読という行為だけでは、大脳新皮質の機能を維持するには足りないということです。同時に身体の一部を動かす（出力する）ことをしてください。例えば、記事を音読することで口を動かしたり、書き写すことで手を動かす、あるいは、記事の内容を友だちや家族に話すだけでも効果があります。手足だけではなく、口や耳など身体をいっぱいに使って、脳から出力することが大切なのです。

「大脳新皮質」のまとめ

大脳新皮質は、新たな情報に常に触れて「育てる」ものです。60代、70代の老年期では、「めんどうくさい」と投げ出さず、新しい情報の入力と出力を行いながら、意識的に脳を使いましょう。

時々「物忘れ」することがあるでしょうが、それは誰にでもあることであり、問題ではありません。むしろ、忘れたことを思い出そうと、大脳新皮質を動かす努力をすることが大切です。これは置かれた環境のせいではなく、ご本人の意識の問題です。「忘れた」とあきらめる人と、「思い出そう」と努力する人では、時間が経つほどに大きな違いが表れてきます。

その実践については、大脳辺縁系と同じく第3章の「感情のコントロール」で詳しく解説していきます。そして、最終的には、第4章の「究極の『1つの習慣』」でやるべきことを最小限にして、具体的に提示していきます。

第2章 体調のコントロール

——食事・運動・睡眠の基本を学ぶ

脳機能を形づくる3層構造のうち、生命の中枢を担う「脳幹」は、すべての脳機能のベースとなる組織です。脳幹の自動調節機能は、50代、60代と年齢を重ねるにつれて衰えます。脳幹の機能である、その調整力を守るためにも、毎日の生活のリズムを安定させることは、とても重要なことです。

では、安定させるべき「生活のリズム」とは、具体的に何のことでしょうか。それは、起きる時間・寝る時間の「睡眠」のリズムであり、その間に食べる「食事」のリズムがあります。私たちは最低限、脳幹を守るために、「睡眠」と「食事」のリズムを整えなくてはいけません。

脳神経外科医として、私はこれまでたくさんの患者さんと接してきました。その約30年間の経験をふまえ、脳を守るために出した答えは、実にシンプルなものです。朝食で一日のリズムを整えること、日常生活に適切な運動を取り入れること、規則正しい睡眠時間を確保すること。やるべきことは、これだけしかありません。

ですが、このように当たり前のことだからこそ、難しいのが世の常です。現代社会は情報があふれすぎていますので、みなさんは何をしていいのかと迷っていると思います。でも、だからこそ、脳機能の1つである「脳幹にとっていちばん重要なことは何か?」という視点が大切になると思います。

本章では、序盤で「食事」、中盤で「運動」、終盤で「睡眠」について、それぞれポイントとなることを解説していきます。

1　食事の基本――「食べる」は朝食で決まる

食事はタイミングがいちばん重要

食事を整えるのに大事なことは何でしょうか。そう聞くと、たいていの方は「栄養です」と答えます。もちろん、身体にとって栄養素が大事なことはいうまでもありません。しかし、脳を機能させる視点から考えれば、大事なのは食べる時間、つまり「タイミング」です。「いつ食べるか?」を先に考えなくてはいけません。

食事のタイミングには、どれくらいの量を(配分)、何回ぐらい食べるのか(回数)などがあります。また、何時に食べるのか（時間）も重要です。こうしたタイミングの要素を普段から意識しましょう。

次に考えるのが、どう食べるのか（食べ方）や、食事の内容（栄養）、おやつはとっていいのか（間食）などです。まず、この順番で考えていくことをオススメします。

生活のリズムは「朝食」で決まる

特に脳幹を守り、毎日の生活のリズムを安定させるためにいちばん重要なのが「朝食」のタイミングです。

朝食は、英語で「ブレックファスト（Breakfast）」といいますが、どのような意味かをご存じでしょうか。この英単語は、「ブレイク（Break）」という「壊す」を意味する言葉と、「ファスト（Fast）」という「断食」を意味する言葉を、組み合わせた単語です。

私たちは夜の眠っている間に食事をとることができません。ブレックファストは、その夜の間の「断食」状態を「壊す」と表現しているのです。つまり、1日の生活のリズムを整える上で、どの食事よりも朝食がいちばん重要です。毎日の生活のリズムは朝食のタイミングで決まるといってもいいでしょう。ましてや「朝食をとらない」という選択は、どれぐらいの量を（配分）、何回ぐらい食べるのか（回数）という要素を、1日の始まりから極端に変えることになるので、やってはいけないことの筆頭です。

人間には「体内時計」が備わっており、身体の細胞には「時計遺伝子」と呼ばれる体内時計の遺伝子が存在します。この時計遺伝子は1日を24時間ではなく1時間ズレた約25時間で計算しているため、ズレを調整する必要があります。

その調整をする役割を担うのが、1日の始まりである朝食です。食べ物が消化管を通って体内に入っていくと、消化や吸収といった働きが起こり、身体が始動します。つまり、いちばん効率のよい体内時計の調整方法が朝食を食べることなのです。昼食や夕食をどうするかを迷うより、まず朝食を考えることが脳幹を守ることにつながります。

ちなみに体内時計のズレが調整される要因はさまざまあり、太陽の光を浴びることや、運動をすることなどでも正されます。その中でも朝食は誰でも当たり前に行うことであり、生活のリズムを整えるにはピッタリの行動です。

朝食で1日のエネルギーをつくる

夜22時に寝て、朝6時に起きるとすると、その間は8時間。朝食が7時ならば、9時間もの間が空きます。通常の食事間隔が5時間ですから、その約2倍もの長い時間です。前日の夕食でとったエネルギーは、ほとんどこの間に消費されてしまいます。

そのため、朝の身体はエネルギーが不足した状態にあると考えられます。そのエネルギーをつくるために必要な原料は「糖質」と「脂肪」です。必ず食事による糖質の補給が必要です。朝食を食べないと「力が出ない」「目が回る」などの低血糖の症状が出てしまいます。

一方で、米やパンを控えて「糖質制限」を行っている人は、「脂肪」が次のエネルギー源として身体へ供給されている状態だと考えられます。もちろん、現代人の身体の脂肪量はとても多く、脂肪からエネルギーをつくれている場合は、朝食で無理に血糖値を維持する必要はありません。でも、体内時計を整える上では朝食は必ず食べましょう。体内時計を整えて1日のエネルギーをつくるためにも、昼食や夕食でたくさん食べるより、朝食をたくさん食べることを私はオススメします。

なお、食事ではありませんが、朝食前が体重を測るのに絶好のタイミングです。前夜の食事からいちばん長い断食の終わりですから、身体のエネルギー収支の状態が正確にわかる時間帯でもあります。

朝の体重測定により、増えていれば毎食の食べる量を少しずつ減らすなどの調整をすることもできます。体重計に乗る時間はほんの数秒間ですので、朝食と同じように生活の中に取り入れておくとよい習慣です。

食事は1日3回、なるべく同じ時間間隔でとる

朝食をきちんと食べることで、毎日の食事のリズムを安定させることができれば、あとは昼食、夕食のことを考えればいいでしょう。

1日3回の食事は、毎日、同じ時間にとることが大事です。また、食事と食事の間を5時間ほど空けるのが理想的です。なぜなら、エネルギーの消費サイクルにとって、いちばん理にかなう時間間隔だからです。

食事からとるエネルギーには、大きく分けて糖質と脂肪の2つがありますが、このうち

人が消費しやすいのは糖質で、続いて脂肪がエネルギーとして利用されるような仕組みです。

「間食はよくない」とよくいわれますが、この指摘は正しいものです。食事から時間が経たないうちにお菓子などを食べて糖質が供給されてしまうと、脂肪が消費されないうちに新しい糖質がエネルギーとして使われてしまいます。つまり、結果として脂肪はお腹にたまり、太る原因となります。

糖質と脂肪を効率よく消費するためには、適切な食事の時間間隔が必要です。1日8時間の睡眠をとるとして、6時に起床して22時に就寝、起きている時間を16時間とするなら、朝食が7時、昼食が12時、夕食が17時という間隔になります。おおよそ一般的な肌感覚に近いですね。

逆に、あまりに長い時間、食事をとらないでいることもよくありません。なぜなら、人間の身体が「次にお腹に入ってきた食べ物は残しておかないと、しばらく何も入ってこないかもしれない」と考えて、エネルギーを脂肪として蓄えようとするクセがついてしまうからです。太らないための断食もいいのですが、空腹時間をあまりに長くするのも考えものです。

昼食はたくさん食べても太りにくい

「時間栄養学」は、人間の体内時計の時計遺伝子に関する、最先端の知見を取り入れた学問です。約20種類存在する時計遺伝子の中でも、身体に脂肪を蓄える働きをするのが「ビーマルワン（BMAL1）」という時計遺伝子です。

ビーマルワンは脂肪の合成を促進させ、血中ブドウ糖の量を増やす働きがあります。そうした作用は「太る」ことを意味します。私たちの時計遺伝子には、動物としての生存のため、脂肪を蓄えることを促すものがあるのです。

ビーマルワンが最も少ない時間帯は昼過ぎの14時頃です。逆に最も多い時間帯は深夜2時で、夜の22時頃からビーマルワンが一気に急増する時間帯に入ります。これは昼間の活動で失ったエネルギーを、夜のうちに蓄えておこうとする働きです。

つまり、時間栄養学の知見によれば、昼食は食べても太りにくく、夕食は太りやすいということになります。もし多めに食べるならば昼食をしっかりととりましょう。昼間は身体がいちばん活動する時間帯ですから、好きなものをたくさん食べても問題はありません。そして、夕食は少なめにすることが大切です。1日の中でいちばんの粗食を心がけましょう。

夕食は寝る3時間前までにとる

時計遺伝子「ビーマルワン」が増減するサイクルから考えると、急激に増え始める22時頃から逆算して、その3時間前の19時までには夕食を済ませておくのが理想です。

夕食は、あまり食べすぎてはいけません。なるべく八分目を意識してください。また脂肪は少なめにしましょう。ビーマルワンが増加している時間帯に高脂肪な食事をとってしまうのは、「太りたいです」と言っているようなものです。夕食は低脂肪食が基本で、大豆、鶏のささみ、野菜を多く含む食事が理想です。ごはんやパンなどを減らす糖質制限も、夕食がいちばん理にかなっており効果的です。

食後はすぐに寝てしまわないように気をつけましょう。就寝までの間に、お風呂に入るなどリラックスをして、3時間ほどで血糖値が安定したあとに眠りにつくのがオススメです。

早食い、ドカ食いは厳禁

食事のタイミングがわかってきたところで、どう食べるのか（食べ方）、食事の内容（栄養）を考えていきましょう。

まず気をつけたいのが「早食い」です。人間はどれぐらい食べたらいいのか、量を判断しているのが脳幹の一部にある「満腹中枢」です。その名の通り、お腹が満たされたら「もうこれ以上は食べなくていい」と身体に命令します。

ただ問題になるのは、その命令がなされるまで、少し時間がかかるということです。食べ始めてからスイッチが入るまで20分ほどかかります。そのため、早食いの人ほど必要量以上の食事、つまり一度にたくさん食べる「ドカ食い」となり、食べ過ぎにつながります。

早食い・ドカ食いは、一気に大量の食べ物を食べることであり、こうした食べ方は別の問題を引き起こします。脂肪がつきやすいのです。

人間は食事によりエネルギーである糖質を体内に取り込みますが、早食い・ドカ食いにより血糖値が急上昇します。この状態を放置してしまうと血液がドロドロになってしまい、動脈硬化の危険性が増してしまいます。

脳幹はその状況を見て「血糖値を早く下げなくては！」と「インスリン」という体内ホルモンの一種を放出します。糖尿病の注射で名前を聞いたことがあると思いますが、インスリンは血液中の糖質を身体に取り込ませる働きをして、消費を促します。

そして、余った分のエネルギーは脂肪として蓄えるように働きかけます。つまり、結果として早食い・ドカ食いは、脂肪がつきやすいのです。いいことは1つもありませんので、早食い・ドカ食いは厳禁です。

野菜が先の「ベジファースト」

食事の内容（栄養）は、やはりいろいろな食品をバランスよく食べるように心がけることが大切です。特に、最近になり注目されるようになったのが野菜（ベジタブル）から先に食べる（ファースト）ことを指す「ベジファースト」です。

通常の食事では、昔から「三角食べ」ともいわれますが、ごはんと味噌汁とおかずを順序よく食べる方法が定着しています。おかずとごはんやパンなどの主食を同時に食べることが多いと思います。

しかし、こうした糖質が豊富な食品を食べると、血糖値が上昇して、先ほどの早食い・ドカ食いと同じように血糖値を下げようとインスリンが分泌されてしまいます。すると、やはり脂肪がつきやすくなってしまいます。

これを食物繊維が豊富に含まれている野菜やきのこを先に食べることにより、血糖値の上昇をゆるやかにしようというのがベジファーストです。野菜はよくかんで食べる必要がある硬いものも多く、口の中でよくかむことによる刺激で、満腹中枢が刺激され、食べ過ぎに歯止めがかかるという副次的な効果もあります。野菜のほかに、海藻や納豆なども食物繊維が豊富ですので、覚えておくといいでしょう。

満腹中枢が刺激されるまで約20分かかるとお伝えしましたが、ベジファーストも20分以上の時間をかけて、ゆっくりと食事することがオススメです。

間食ではなく分食

早めの夕食が理想ですが、どうしても夕食の時間が遅くなってしまう時があります。そんな場合には、おにぎりなどを夕方早めの時間帯に食べるなどして、夕食の量を減らすのも1つの方法です。

気をつけなければいけないのは、これは昼食と夕食の合間に食べる「間食（かんしょく）」ではないということです。おやつや茶菓子をとるわけではありません。あくまで夕食の一部を先に食べるという意味の「分食（ぶんしょく）」である、という意識を忘れないようにしましょう。

分食のタイミングの目安は、昼食から7時間以上空いた場合です。空腹の時間が長く続いてから食事をとると、「早く消化、吸収しよう」と身体が反応し、血糖値の変動が大きくなります。やはりインスリンの分泌量が増え、脂肪をため込もうと働きかけてしまうため、あまりいいことがありません。

分食したら、夕食の量を減らすことを忘れないようにしましょう。そもそも食べる量が増えてしまっては、分食の効果がなくなってしまいます。間食ではなく、夕食の一部を先に食べる分食はオススメしたいと思います。

体温を上げるものを食べる

人が消費するエネルギーは、「基礎代謝」「身体活動代謝」「食事誘発性熱産生（しょくじゆうはつせいねつさんせい）（DIT：Diet Induced Thermogenesis）」の3つに分けることができます。

基礎代謝は、生命活動を維持するために身体の中で自動的に行われている活動であり、何もせずにじっとしていても必要なエネルギーです。具体的には、体温を維持したり、脳や臓器の活動などで消費されるエネルギーです。基礎代謝は、性別や年齢、体格（身長・体重・筋肉量）で計算されます。つまり、基礎代謝を上げるには筋肉を鍛える（筋肉量を増やす）しかありません。

身体活動代謝は、その名の通り身体活動によるエネルギー消費です。身体活動代謝は、さらに運動によるものと家事などの日常生活の活動によるもの（非運動性身体活動）の大きく2つに分けることができます。後者の非運動性身体活動によるエネルギー消費は別名で「NEAT（ニート）（Non-Exercise Activity Thermogenesis）」と呼ばれており、肥満との関連性が近年になり注目されているものです。

食事誘発性熱産生は、食事により活発になる代謝です。身体の消化や吸収の働き、また味や香りなどの知覚が働くことにより消費されるエネルギーです。栄養素の種類により消費エネルギーが異なっています。たんぱく質のみを摂取した時は摂取エネルギーの約30％、糖質のみは約６％、脂質のみは約４％となっています。もちろん栄養素を単体で摂取することはありませんので、摂取エネルギーの10％程度が食事誘発性熱産生による消費カロリーとなる計算です。

この中でも食べるタイミングに関わるのが、３つ目の食事誘発性熱産生です。やはり食事の時間帯は早めのほうが、消費されるエネルギーが増えます。また口の中でよくかんで食べると同じように消費エネルギーが増えますので、早食い・ドカ食いで飲み込むだけ、という食事はしないように気をつけましょう。

温かいものや体温を上げやすい食品をとると、食事誘発性熱産生のアップにつながります。しょうが、ニンニクといった食材だけではなく、紅茶や緑茶などの温かい飲み物も代謝を高める効果がありますのでオススメです。

2　運動の基本――「動く」は日常生活で決まる

身体活動代謝は日常生活で決まる

運動は何のためにするのか？　その鉄則は、食事による「摂取カロリー」と、運動による「消費カロリー」のバランスをとることです。摂取カロリーが多ければ太り、消費カロリーが多ければやせる。非常にシンプルな話です。

人が消費するエネルギーは、「基礎代謝」「身体活動代謝」「食事誘発性熱産生」の3つだと紹介しましたが、このうち日常の心がけで改善していくものは「身体活動代謝」です。

身体活動代謝はさらに、運動によるものと、家事などの日常生活の活動によるNEAT（非運動性身体活動）の大きく2つに分けられると述べました。本書の読者のみなさんに「毎日フィットネスに通って身体を動かそう！」とお伝えしても、仕方がないでしょう。運動が好きな人ならば、苦労はないからです。

むしろ、お伝えすべきはどのようにして日常生活のNEATを増やすか、です。NEA

Tは日々の身体活動量（活動強度）によって変動しますので、自分の努力で消費カロリーを増やすことができます。

生活の中に、習慣的にうまく活動量が増える工夫をしている人のほうが、消費カロリー量は増えるのです。その意味で、身体活動代謝は日常生活の過ごし方でほぼ決まります。

座るよりも立つ、歩く

NEATに関する一般体格者と肥満者を比べた研究では、肥満者は座っている時間が長いというデータが出ています。

研究によると、1日の中で、一般体格者は立ったり歩いたりする時間が525分、座っている時間が407分でした。それに対して肥満者は、立ったり歩いたりする時間が373分、座っている時間が571分でした。

肥満者の立つ・歩く時間は1日あたり約150分も少ない計算です。この時の消費カロリーの差は約350キロカロリー。イチゴのショートケーキ1個分に相当します。

座っているよりも、立つだけでエネルギー消費量が約1・2倍、歩くだけで約3倍になります。運動の基本的な考え方は、とにかく立つ、歩くという2つを忘れないことです。少しでも動いている時間を増やすことを心がけてください。

ウォーキングなど足を動かす運動を行うと血流が活発になり、血液は心臓から頭のいちばん上に送られます。つまり、脳全体に血液がいきわたることにもつながるため、脳機能を活性化させる最適な活動でもあります。

日常に「ウォーキング」を取り入れる

身体を動かすには、生活の中でのひと工夫と心がけが必要です。特に取り入れやすいのは「ウォーキング」です。通勤や買い物などの日常生活においては、なるべく歩く時間を多くしましょう。

実践しやすいのは、時間に余裕を持って家を出て、目的地よりも1つ前の駅で降りるなどの工夫です。エスカレーターやエレベーターを見たら「階段を使おう」とすぐに頭を切り替えるのもいいでしょう。階段のほうが人も少なく、歩くには快適です。

ウォーキングは心がけというよりクセのようなものです。みなさんは歯みがきをしないと気持ちが悪いと思うはずです。同じように、短い距離ならば歩かないと気持ちが悪い、エスカレーターやエレベーターを使うのは気持ちが悪い、というクセを身につけてください。

習慣化する方法としては、歩数計での記録や、1日8000歩と目標を決めることなどがあります。気分を変えて、携帯音楽プレイヤーやラジオなどを聴きながら歩くのも工夫の1つです（くれぐれもイヤホンをしていてもまわりの音は聞こえるようにしてください）。

いっしょにウォーキングをする友だちをつくるのもいいですし、最近ではウォーキング同好会などもあるようです。励まし合うことで、ウォーキングを長続きする習慣にしましょう。きっと心地よい疲労を得られると思います。

積極的に「家事」を行う

同じように、「家事」も日常生活で欠かせない活動です。コツはいっぺんにやらず、毎日こまめに実施することです。

掃除で家の中を歩きまわり、洗濯物を干す時には上半身を思い切り動かす。スーパーの惣菜で済ませずに料理をすることは栄養面だけではなく、活動面においてもカロリーを消費するので大切です。

風呂の掃除や床の雑巾がけも消費カロリーが多い家事の1つです。部屋の片づけや物置の整理なども1年に1回の大掃除の時だけではなく、月に1回と回数を増やしてもいいかもしれません。

家の中だけではありません。ゴミ捨てや庭の手入れ、自家用自動車の洗車なども人に任せずに自分でやってみるのも1つの方法です。みなさんは、「めんどうくさい」と後まわしにしている家事はないでしょうか。「ちりも積もれば山となる」です。家事を積極的に行うことで、日常生活の活動量を増やすことができます。

3　睡眠の基本──「寝る」は準備で決まる

睡眠は準備で決まる

「睡眠」と聞くと、みなさんは「何をそんな簡単なことを……」と思われるかもしれません。誰に教わることもなく人は必ず寝るものですし、たしかに食事や運動と比べるとポイントも少ないように思います。しかし、良質な睡眠をとり続けるためには、正しい知識と正しい「入眠」戦略が必要です。

睡眠について、みなさんはどれくらい知っているでしょうか。実は、良質な睡眠は寝る前の「準備」で決まっています。

まず、私たちはどれくらいの睡眠時間が必要なのでしょうか。大人の標準的な睡眠時間は6時間から8時間ぐらいですが、必要な睡眠時間は年齢や活動量によっても異なります。

一般に、加齢とともに睡眠時間は短くなり、朝型になっていくといわれています。例えば、60歳を超すと20代や30代の時と比べて、30分から1時間ほど睡眠時間が短くなります。これは加齢による自然な変化ですから、特に心配する必要はありません。

睡眠は量よりも質

長く眠れば健康になるわけではありません。必要以上に眠ろうとすると、かえって眠れなくなったり、睡眠の質が低下することがあります。大切なのは長い時間眠ることよりも、年齢に応じた、質のよい睡眠時間を確保することです。たとえ時間が短くても、朝さわやかに目覚めることができ、昼間も眠気を感じずに活動できれば、十分な睡眠がとれていると考えられます。

男女の睡眠の傾向は異なります。50代以降に早寝早起きの朝型になりやすいのは男性です。一方で、50代以降の女性は寝つきが悪くなる傾向にあり、夜型になっていくといわれています。こうした差の生じる理由として、女性ホルモンの影響が指摘されていますが、正確にはまだよくわかってはいません。

ある研究では、睡眠時間が7時間の人が最も病気による死亡率が低く、6時間台から7

時間台の人たちは、死亡リスクが低くなっています。その意味では、睡眠時間の基本は7時間ですが、加齢や男女差があるものです。無理に夫婦の就寝・起床時間を合わせようとすると、かえってどちらかが不眠になるケースも見られます。どれぐらいの睡眠時間が必要なのかについては、個人差があることが大前提です。自分にとって最適な睡眠時間を探しましょう。

気温の変化に気をつける

日本には春夏秋冬という四季があり、それぞれの季節の変わり目に、誰でも「眠くなる時期」「眠れない時期」を経験します。私たちの睡眠時間は、秋から冬にかけて徐々に長くなり、逆に春から夏にかけて短くなる傾向にあります。これは、冬眠する哺乳類と同様の身体機能が、人間にも生まれつき備わっているためだと考えられています。

季節の変化に応じて気温が変わりますが、その気温により生活や服装を変化させるのと同じように、私たちは睡眠時間を変化させます。夏には、強い暑さのため気温が高くて眠れなくなり、クーラーをつけて寝ないと睡眠不足になってしまいます。秋になると気候も安定して長い時間眠れるようになります。しかし、冬に入ると今度は気温が低くなり、寒さのため眠りも浅くなり、暖房が十分でないと夜中に何度も目を覚ますことになります。

このように気温の変化は眠りやすさだけでなく、眠りにくさももたらします。ですから、季節に応じた適切な気温対策を行うことで、質のいい睡眠をつくることが大切です。

「日の長さ」に敏感になる

春先は特に多くの人が眠気を強く感じるようになります。夏目漱石は『草枕』に「春は眠くなる。猫は鼠を捕る事を忘れ、人間は借金のある事を忘れる」と書いています。日本人には「春は眠い」という感覚が昔からあるようです。

また漢詩にも「春眠暁を覚えず　処処啼鳥を聞く　夜来風雨の声　花落つること知る多少」と、同様のことを詠んだ「春暁」という詩があります。その意味は「春の朝、いつ夜が明けたのか気がつかず眠り込んでいた。目を覚ますと、あちこちで、鳥が啼いている。昨夜は雨まじりの風が強く吹いていて、良く眠れなかった。せっかく咲いた花も、どれくらい散ってしまっただろうか」となります。

春の眠気は日本だけではなく、たくさんの国でもいわれることです。韓国では「春困症」という言葉があり、ヨーロッパでも「春の眠気」と呼ばれる時期があります。

なぜ春は眠いのか。その理由は気温ではなく、季節ごとの「日の長さ」が関係しています。私たちの身体に備わっている体内時計が日の出や日の入りの時間の変化を感じ取り、それに合わせて睡眠の長さやタイミングを変えているのです。

睡眠には、眠りを誘うホルモン「メラトニン」が大きく関係しています。メラトニンは暗くなると脳内で分泌され、眠りを誘います。逆に、明るくなると低下して目を覚まします。つまり、春は朝早くから明るくなるので、メラトニンの分泌が冬に比べて早く低下します。ゆえに目覚めが早く訪れるため、ゆっくりと眠れなくなってしまうのです。

現代は3人に1人が不眠を経験しているといわれていますが、睡眠不足は春にこそ気をつけなければなりません。良質な睡眠をとるためには「日の長さ」にも敏感になることが必要です。

目覚めには太陽の光を浴びる

よく知られている通り、睡眠には、浅い眠りの「レム睡眠」と、深い眠りの「ノンレム睡眠」の2種類があります。私たちは睡眠中に、この2つの睡眠を90分から120分のサイクルで交互に繰り返しています。

レム睡眠は、全身の筋肉は弛緩していますが、脳は活発に働いている時間帯です。この間に、脳の中で記憶の整理や定着が行われます。夢を見ているのもレム睡眠の時間帯です。レム睡眠中は心拍数、呼吸数が増加して不規則になり、呼吸は浅くなります。

一方、ノンレム睡眠は脳が休息している状態で、身体も休んでいますが、筋肉はある程度働いています。ノンレム睡眠中は心拍数、呼吸数は安定し、深くゆったりとした呼吸となります。ノンレム睡眠の眠りの深さは3段階に分けられ、深くなるほど脳は休息状態になります。通常は、睡眠の前半に深いノンレム睡眠が訪れ、後半は浅いノンレム睡眠が増えます。

早朝にレム睡眠が多く出現します。こうした2種類の睡眠によって疲れた脳と身体を回復させるとともに、朝に向かって覚醒しやすいリズムがつくられています。

毎日の睡眠覚醒リズムをコントロールしているのは、私たちの身体に備わっている「体内時計」のシステムです。すでに述べた通り、体内時計の周期は24時間より若干長いため、1日24時間の生活に合わせるには、どこかでズレを調整しなければなりません。その調整役を担っているのが、太陽の光です。朝に太陽の光を浴びることで目から光の情報が伝わり、体内時計がリセットされます。

私も朝起きると、まずカーテンを開けて日の光を浴び、窓を開けて深呼吸をします。目覚まし時計が鳴ったら、「まだ眠いな」と思いながらも、すぐにカーテンを開けましょう。まぶしさを感じるとともに、眠気が吹き飛ぶはずです。目覚め時には太陽の光を浴びることを心がけましょう。

毎日の就寝時間と起床時間を決める

睡眠をコントロールしている体内時計は、睡眠のタイミングを決めるだけでなく、良質な睡眠に備えてホルモンの分泌や生理的な活動を調整します。こうした入眠の準備は、自らの意志でコントロールできるものではありません。

ゆえに、快適な眠りをつくるのは規則正しい睡眠のスケジュールです。つまり、毎日何時に寝るのか（就寝時間）、何時に起きるのか（起床時間）をだいたい決めておくことが大切です。どんなに健康的な運動をしても、栄養のバランスがいい食事を心がけたとしても、ベッドに入る時間帯が毎日バラバラだと良質な睡眠は得られません。

その前提になるのが、1日の規則正しい食事です。朝食は心身の目覚めをよくさせますし、夕食は睡眠の質に影響します。睡眠とセットで考えていくとよいでしょう。

また睡眠と運動は密接に関係しています。運動習慣を持つ人には、不眠が少ないという研究もあります。運動は適度な疲労をもたらし、深い眠りに導きます。大切なのはハードな運動を1回するだけではなく、負担が少ないソフトな運動でも習慣的に行うことです。睡眠に効果的なのは、就寝の3時間くらい前までのタイミングで行う運動です。なお、寝る直前の激しい運動は、逆に睡眠を妨げてしまいますので気をつけてください。

寝る前は身体を温める

私たちの体温は、睡眠と深く関係しています。行動が活発な日中は体温が高く保たれていますが、眠りにつく時には深部体温（身体の内部の温度）が下がり、脳と身体をしっかり休息させる仕組みです。

そのため、身体からスムーズに熱を逃がしてあげるのが入眠のポイントです。冷え性の人が不眠になりやすいのは、手足から十分に熱が放出されにくいため、深部体温が下がらないためと考えられます。冷え性で良質な睡眠がとれないと、自律神経の働きが乱れて血行が悪くなり、ますます身体が冷えるという悪循環に陥ってしまいます。熱を逃がすのに重要な働きをしているのは手足、特に甲の部分です。赤ちゃんの手が温かくなるのは、赤ちゃんの眠たいサインといわれますが、それは、手のこの部分から熱を逃がしているためです。

心地よく入眠するために、ベッドに入る2時間から3時間くらい前に、38℃から40℃のぬるめのお風呂にゆっくり浸かり、体温を上げるようにしてください。身体が温まって末梢血管が広がると、手足からの熱をスムーズに逃がす（熱放散）ことができます。

入眠には身体を温めるとよいといわれますが、実は温めるのは深部体温を下げやすくするためです。そうすることで質のよい睡眠が得やすくなるのです。深い睡眠の時ほど体温は大きく低下しています。

寝る前はリラックスする

ぬるめのお湯であることがポイントです。自律神経のうち副交感神経を優位にしてくれます。それとともに、心身がリラックスして眠りにつきやすくなります。42℃以上の熱い湯に浸かってしまうと、今度は逆に交感神経が優位となって、緊張モードになります。神経が高ぶりますので、結果的に眠りにつきにくくなってしまいます。熱い湯に浸かると気分がスッキリして疲れがとれた感じがしますが、眠りにとっては悪影響となってしまうので気をつけてください。

身体は眠る準備を始めると、少しずつだるくなり、ぼんやりとした気分になります。スムーズな入眠のために、睡眠前はできるだけリラックスして過ごすようにしましょう。できれば寝る1時間前くらいから、何もしなくてよい時間をつくるのが理想です。読書、音楽鑑賞、ストレッチなど自分のペースでリラックスできることを行いましょう。

なお、夜の光は厳禁です。朝の太陽とは反対に、夜の光は体内時計を遅らせることにつながります。白っぽい蛍光灯は日中の光に近いため、入眠時は赤っぽい暖色系の照明がオススメです。

たばこ・カフェイン・過度の飲酒を避ける

たばこに含まれるニコチンには覚醒作用があり、就寝前の喫煙は睡眠の質を悪くする原因になります。また生活習慣病の原因にもなるため、喫煙はできるだけ控えましょう。

コーヒー・紅茶・緑茶・ドリンク剤・チョコレートなどに含まれるカフェインも同様です。カフェインには覚醒作用があるため、不眠の原因になります。心配な人は、就寝前4時間以内の摂取は控えましょう。

ほろ酔い程度の晩酌は、アルコールの血行促進作用で心身をリラックスさせ、スムーズな眠りを誘いますので問題はありません。ただし、過度の飲酒は寝つきやすくても、眠りが浅かったり、途中で目が覚めたりと睡眠の質を悪くします。就寝前に飲むなら、身体を温める作用がある桂皮(けいひ)や丁子(ちょうじ)などの生薬(しょうやく)が含まれた薬酒を少量とるのがオススメです。

第3章　感情のコントロール
——心構え・人間関係・仕事のコツを知る

脳機能を形づくる3層のうち、本章で扱うのは2つ。1つ目の、感情の中枢を担う「大脳辺縁系」は、暴走を防ぎ「しつける」ものです。2つ目の、理性の中枢を担う「大脳新皮質」は、新たな情報に触れて「育てる」ものです。

これら「しつける」「育てる」の2つは、第1章でその性質を解説したように、どちらか一方をどうこうすればいいという話ではなく、相互に作用するものであるため、両面から考えなくてはなりません。

したがって、本章は3つのパートに大きく分かれています。まず、前提となるのが「心構え」です。大脳辺縁系と大脳新皮質をそれぞれ「しつける」「育てる」ためのコツを解説します。次に、人が感情的になるシチュエーションを「人間関係」と「仕事」という2つの代表的なものに絞って、具体的な対処方法を考えていきます。

1 心構え――感情に流されずに、立ち止まって思考する

当たり前の中に「発見」する

いつも見ている風景でも、当たり前すぎて気づかないことがあります。

ある時、私は息子に「なぜゴミをプラスチックのゴミ箱に入れるものと、ビニールシートで覆うものとに分けて出しているの?」と聞かれました。「生ゴミは、プラスチックのゴミ箱に入れて出さないと、カラスに意地悪されるんだよ」と答えました。しかし、息子は「でも最近、カラスはいなくなっているよ。前は大きな黒いカラスがいっぱい電線に止まっていたけど、もういないよ」と言いました。「本当かい?」と聞くと、「だって、みんなが黄色いビニールシートをかぶせるようになったから。カラスは黄色が見えないんだって」と教えてくれました。

ハッとしました。たしかに近所のゴミ置き場を見ると、ほとんどが黄色いビニールシートで覆われているではありませんか。調べてみると、やはりカラスは黄色が見えないようで、黄色いビニールシートはカラス対策に効果があるといわれていました。

当たり前のように見ていたゴミ置き場の風景ですが、気づかないうちに大きく変化していたのです。

誰もが「自分は、まわりをよく注意して歩いているはずだ」と考えていますが、脳は見慣れた風景を意識から無意識へと追いやるものです。うまくいく時ほど、脳は考えていないものです。第1章でも「流暢性」という言葉で説明しましたが、日常生活の中にこそ、まだ気づいていない「発見」があふれています。思考や理性をつかさどる大脳新皮質を使うということは、見慣れた風景に「発見」をすることから始まります。

「枠（わく）」をつけて世界を見る

私は飛行機が好きなので、空のほうから轟音（ごうおん）が聞こえると、つい見上げてしまいます。ある時、隣に座る友人に「飛行機が飛んできたね」と声をかけ、いっしょに空を見上げました。すると、多くの場合、私のほうが先に飛行機を見つけ出し、友人は「どこだ、どこだ」と見つけ出すのに苦労しています。私があまりにも早く飛行機を見つけ出すため、時には「すごいな」と感心されることがあります。

真っ青に広がる空の中に、小さな点のような飛行機を探すのは難しいものです。特に、最近はスピードの速いジェット機ですので、音が聞こえる位置と、実際に目で見える飛行機の位置とは、かなり離れています。ですから、音がするほうに目を向けても、なかなか黒い点のような飛行機は見つかりません。

私は、自分なりの飛行機を早く見つける方法を持っています。先に「枠（フレーム）」を視界の中につくるのです。街なかならば、何本か電線の通っているところで、その電線の線の隙間から空を見上げます。公園の林の中なら、樹木の間から空を見上げます。こうすると、青空が電線や木の枝により、いくつかのマス目が形成されます。

そして、枠の中を動く物体を探せば、それが飛行機だとわかります。この方法だと、比較的早く、高速で移動する飛行機を見つけることができるのです。

誰でも人は、「どうぞ自由にご覧ください」と言われると、どう見たらいいのか、わからなくなり、迷ってしまいます。脳をうまく使うコツは、枠をつけて空を見上げるように、自分なりのフレームをつくって世界を見ようとすることです。きっとすばやく、いつもとは違ったものを発見できると思います。

書いて記録し、脳を整理する

「枠（フレーム）」をつけることが有効なのは、見える世界だけではありません。刻々と流れる1日1日の時間も、区切りを入れていくことで、脳がクリアになります。

みなさんは、今日も明日も同じような日が続くと思っていないでしょうか。同じような日に見えているとしても、日々は変化に富んでいるものです。

例えば、1日の時間を分割してみましょう。寝ている時間と起きている時間。これで2分割です。起きている時間を、自宅にいる時間と外にいる時間に分ければ、さらに2分割することができます。会社に勤めているなら、会社にいる公（おおやけ）の時間と私（わたくし）の時間で分けることもできるでしょう。

次に、1日を通して、それぞれの時間で気づいたことをメモしてみましょう。メモの量にどんな違いがあるでしょうか。たいていは、自宅にいるよりも外にいるほうが、私の時間よりも公の時間のほうが書くべきことが多くなっているはずです。なぜなら、外や公の時間にいるほうがまわりの変化に注意している時間が長いため、私たちの脳の記憶にも残りやすいからです。

この作業を1日で終わらせず、何日か続けてみてください。できれば1週間。最初は簡単なメモで結構です。私は最初、朝何時に家を出たか、職場のクリニックに何時に着いたか、また何時に職場を出て家に着いたかをメモすることから始めました。

すると、変化に乏しいと思っていた毎日が、1日たりとも同じ日ではなかった、ということに気づきました。行き帰りの時間だけでも、10分、20分の差は出てきます。全体を見渡すことができるようになると、なぜ早く帰れたのか、あるいは帰るのが遅くなったのか、その理由に考えをめぐらせることができるようになってきます。次は、その内容をメモすればいいというわけです。

もともと記憶は曖昧です。過去に起きたことは大脳辺縁系を通じていますので、その印象の強いものだけが残ります。一方で、記録は、大脳新皮質を使って考えをめぐらせ、言葉を用いて整理します。本書が提案しているのは、第4章で紹介する、脳を守るための最低限の記録ですが、続ける余裕ができたら、書いて記録する内容の幅を広げてみてください。きっと変化に富んだ毎日に気づけると思います。

変化に気づき、未来に備える

最近の天気予報はとても便利です。刻々と変化する気象情報も、手元にあるスマートフォンで簡単に見られるようになりました。しかし、予報と実際の天気は、必ずしも一致するものではありません。

このところ頻発している地震や火山の活発な動きも、過去のデータからある程度は予測できるものかもしれませんが、いつどのような急激な変化が訪れるか、誰も知ることはできないのです。

つまり、これから訪れる未来をいくら予測したところで、それと実際に起こることはまったく別のことです。だからこそ、今、どのような変化が起きているかには、特に敏感であるべきだ、と私は考えています。大事なのは未来の予測ではなく、いま起きている変化に、どのように備えるかだと思います。

スマートフォンは便利です。1日で何歩くらい歩いたのかが記録されるだけではなく、アプリによっては自動的に距離が計算され、さらに訪れた場所や時間も表示することもできます。スマートフォンを使っていると、「何もわざわざ紙に書いて記録する必要があるのか」と思われるかもしれません。

しかし、記録することは、数字やデータの羅列ではなく、脳というメモリに書き込むプロセス（過程）なのです。意識することなく残される数字やデータは、記録ではなく、単なる情報にすぎません。たしかに、データや情報はあとから参照することはできますが、それにいったいどのような意味があるのでしょうか。何時に起きて寝たのか、何キロ移動したのかなどがスマートフォンに記録されていても、それはどこまでいっても単なる参照情報にすぎません。

脳という視点で考えれば、意識を向けて、思考したものが、本当の記録です。考えをめぐらせ、言葉で整理して、初めて人生に役立つ「記録」となります。ここでいう「人生に役立つ」とは、何気ない日々の変化に敏感に気づくことであり、状況の変化によって訪れる未来の状況に備えることです。

ＡＩ（人工知能）が、機械学習により賢くなれる範囲は、明らかに限定的なものです。将棋のように枠やルールが決まっている領域では賢いかもしれませんが、いくら頑張っても想像を超える未来を予測することはできません。ところが、人間は違います。先ほどは効率的に脳を使うため「枠（フレーム）」の大切さを書きましたが、その逆に、枠にとらわれない思考ができるのも、人間のすばらしさなのではないでしょうか。

感情の「安全地帯」を持つ

意識を向け、考えをめぐらせた「記録」は、別の形でも「人生に役立つ」ことがあります。

日常生活は淡々と過ぎるものかもしれませんが、テレビや新聞などのニュースでは、日々さまざまな事件・事故などの出来事を目にします。自らの手で子どもを殺めてしまった母親の哀しい事件、ヨーロッパで一般の観光客を襲ったテロ、大リーグで活躍する日本人選手――新しいニュースを見るたびに、私たちは何らかの感情がわいてくるものです。

インターネットでは、人と人とがつながるソーシャル・ネットワーキング・サービス（SNS）も登場し、喜怒哀楽の社会に広がるスピードが格段に上がったようにも見えます。

そんな中で、飛行機や電車の事故があれば移動が不安になります。家から距離が近い地域で殺人があれば、夜に出歩くのが心配でしょう。みなさんは毎日次々に起こるニュースに触れることでわいてくる感情に、きちんと対処できているでしょうか。

それらの情報に反応しているのは、私たちの感情をつかさどる大脳辺縁系です。不安を大きくあおられるほど、脳は過剰に反応して、時には、精神的な不安定をもたらしてしまいます。

その対処方法として、私は「感情の安全地帯を持つ」ことをオススメしています。「安全地帯」とは、「ここならば確実に落ち着いて思考できる」という場所や時間を指します。思考とはすなわち、大脳新皮質を使うことであり、具体的には紙に言葉を書き留めることです。

私の安全地帯は、始業より1時間前に着いた職場です。その間に、前日に触れた情報や起こった出来事を書き出し、整理します。すると、感情的な不安や迷いが消え、新たな活動に向かう活力を得ることができます。

あなただけの「安全地帯」の見つけ方

安全地帯については、難しく考える必要はありません。ここならば、この時間ならば、誰にも邪魔されることなく、自分が気持ちよくいられるという場所・時間を確保すればいいのです。

それでも、「どうやって見つければいいのか、わからない」という方に、簡単な安全地帯の見つけ方をお伝えします。先ほど「会社の行き帰りの時間だけを記録する」という方法をお伝えしましたが、同じように、まずは起床時間と行事や約束の予定時間を書き出してください。スケジュール手帳でも、持っていない方は家のカレンダーでも構いません。

この時間を記録する作業を、1週間ほど続けていただき、できるようになったところで、次に「これだけは確実にできる」という用事や仕事を、同じように書き出してください。掃除や洗濯などの家事でもいいですし、ウォーキングに外へ出る、友だちと会う、などでも結構です。最後に、1日を振り返って、それらの用事や仕事のうち、できたものに「○」、うまくいかなかった、できなかったものに「△」をつけましょう。

すべてに「○」がつくわけではありません。誰でもうまくいく時ばかりではなく、失敗が続く時期もあります。でも、失敗ばかりを気にせず、終わったことはきちんと正確に記録して、忘れてしまうのが得策です。

しばらく続けてみると、「これだけは確実にできる」と思っていて、実際に確実にできたことは何なのかが可視化されます。「◯」を連続してつけることができている用事や仕事をしている、その場所・時間が、あなたにとっての安全地帯です。

その安全地帯をうまく利用して、日々の情報や感情に流されることなく、落ち着いて思考する時間を確保するとよいでしょう。きっと、その場所・時間はあなたの人生をポジティブにしてくれるはずです。

「何をしに来たんだっけ？」となった時は休息をとる

みなさんは「今、自分は何をしにここに来たんだっけ？」と、ふと思う瞬間がないでしょうか。例えば、自宅の階段を上がって1階から2階に来たにもかかわらず、移動してきた目的をすっかり忘れてしまっている、そのような状況です。これを単なる「ボケ」と、脳の回転の悪さを疑うのも1つですが、そうした物忘れは脳の疲労からきていることもあります。

脳には「過程性」と表現される性質があります。つまり、人の記憶は時間的なくくりで、正確にどのくらいの範囲を記憶できるのか、言うことが難しいものですが、ある程度の短い時間ならば、プロセス（過程）として記憶できるようになっています。例えば、「3日前の朝食は何を食べたの？」と聞かれて、日記や写真などの記録なしに正確に答えられる人は少ないでしょう。一方で、今朝のことならば、「今日は朝食に何を食べたの？」と午後に聞けば、きっと正しく答えられるはずです。

脳の疲労が蓄積すると、この「過程性」が低下します。「あれ？」と思うことが頻発する時は、「脳を休ませろ」というサインです。食事と睡眠を十分にとり、生活のリズムを整えるようにしてください。

2　人間関係――他人に左右されずに、自分らしく生きる

「人は感情的な動物」と冷静に見る

生命をつかさどる脳幹、感情をつかさどる大脳辺縁系と理性をつかさどる大脳新皮質、この脳の3層の機能構造から考えると、世の中にカンペキな人間はいないと断言できます。どんなに人付き合いがうまい人でも、24時間、365日、いつも感情に左右されず、冷静でいられるわけではありません。

例えば、朝から飲まず食わずで働き詰めだった人に、夜にさらに新しくお願いごとをしたら快く応えてくれるでしょうか。あるいは、仕事で2日間の徹夜が続き、さらに翌日に客やクライアントからクレームを言われたビジネスパーソンは、その時どんな気分でしょうか。

食事や睡眠は、生命維持の基本です。当然、カロリーが不足したり、睡眠時間が足りなかったりすれば、疲労や緊張はピークを迎えます。脳幹から大脳辺縁系へ「まわりのことはどうでもいいから、早く食事をとれ。早く寝て身体を休ませろ」と指令が伝わり、気持ちもすさみますし、人あたりも雑になるでしょう。

このような時、他人のちょっとした発言であっても、普段では考えられないような過剰な反応をしてしまうことがあります。つまり、すばらしい人格を持っていたとしても、このような難しい環境に置かれたら、状況的にわき起こった感情を、理性では抑えきれないことがあるのです。

人間は感情的な動物です。食事や睡眠など生命に関わる部分が損なわれる状況にあった時には、誰でも感情的な言葉や態度になってしまうことがあります。そのため、私たちは、感情的な態度になっている人に対しては、適度な距離感を持って人に接しなければいけませんし、「疲れているな」と冷静に見ることも大切だと思います。

自分が感情的になった時は、物理的に距離をおく

感情は、ある意味、本能的な機能です。人間関係において、感情的に反応してしまうことは、決して罪悪感を持つようなことではありません。自分に不利な状況や不条理に対して、不快な感情を起こすのであり、良い悪いではなく、私たちが本来持っている動物的な防御機能なのです。

では、自分自身が感情的になってしまった場合は、どのようにすればいいのでしょうか。私は、対処方法が2つあると思います。

1つ目は、家族や友人、隣にいる仲間や同僚に「どうしたらいいだろうか」とたずねてみることです。他者に意見を求めると、自分が恥ずかしくなるほど明快な回答を得られることが少なくありません。なぜなら、他者は、同じ情報や状況を聞いても、そこには余計な感情がないため、冷静に事実だけを見て判断できるからです。

もし、すぐに相談する相手がいなければ、同じように「ほかの人なら、どう考えるだろうか」と一度立ち止まって、考えを広げてみるクセをつけるのがオススメです。つまり、わき上がる感情に対しては、その感情に流されるままに考え続けるのではなく、ワンクッションをおくことです。

2つ目は、頭を冷やすことです。会社を舞台にしたテレビドラマなどで、よく「頭を冷やしてこい」と言われ、会社の外へ出ていく主人公の姿が描かれていますが、脳の仕組みから考えると、これは適切なアドバイスだと思います。

人は感情の脳と理性の脳を同時に働かせることができません。大脳辺縁系と大脳新皮質はそれぞれ別にあるものですから、交互に働くことはあっても、同時に働くわけではないからです。

ですから、感情的になってしまった時には、その人や場所から物理的に距離をおくことが大切です。つまり、外に出て歩き続けることなどが効果的です。思考や理性をつかさどる大脳新皮質には、運動を制御する機能が含まれています。そして、この時、感情の脳は休みになっています。

ジョギングしながら怒っている人はいません。理由は、運動を制御するため、大脳新皮質が働いている間に感情をつかさどる大脳辺縁系を働かせることは難しい。実際に、頭をカッカとさせている人は、歩きまわるのではなく、そこにじっと座って怒り心頭になっているものです。

感情的になってしまった時は、頭を冷やすために、外へ出て街を歩く。これは、とてもシンプルな感情的になってしまった時の解決法です。

時には自分の感情を自然に受け入れる

それでも、どうしても感情を抑えきれない時があります。突然の身内の不幸や災難、誰も経験したことのないような大災害など、不測の事態は起こるものです。そうした時、脳は大きなストレスを感じます。

日常の些細なことならまだしも、そうした大きな出来事があった時には、わき起こった感情を無理に抑え込もうとするのは、逆効果になります。激しい孤立感や恐怖におそわれ、悲しいと思った時には、大声を出して泣いていいのです。時には、思いっきり後ろ向きになるのも、ネガティブになるのも大切なことなのです。我慢をせずに、家に引きこもっても構わないと思います。このように、自然にわき起こる大きな感情は、反応のまま受け入れたほうが回復は早まるものです。

大きな感情の起伏に対処するコツは、「起こったことは、過去のことだ」と自分に認識させることです。怒りや悲しみは、時間が経つほどに和らいでいくものです。ゆっくりと深呼吸をして、「あれは過去のことだったな」と思えるようになることが大切です。

また、人に体験を話すことも効果があります。人に話すということは、自分の感情や気持ちを言葉にして、整理をすることにつながります。また、そもそも人間の喜びや悲しみは、分かち合うことで2倍にも半分にもなるものです。そして、どうしても感情を抑えきれない時は、その反応をどのようにしたら自然に受け入れられるかを考えてみてください。

まわりの人への気遣いを忘れない

まわりの人に対しては気を配り、時には冷静に見てあげるべきだ。こう言うと、必ず「人に気を遣って生活するなんて、めんどうくさい」「それならば、なるべく1人で暮らしていけばいいのではないか」とおっしゃる人がいるものです。しかし、それはあまりに極端な意見だと思います。

人間は社会的な動物です。私たちは、まわりの人たちと協力しながら生活をしています。だからこそ、自分のまわりにいる人たちが、今どのような環境や状況、立場にいるのかをよく見極め、知っておかなければなりません。もし、人が人と関わることなく生きることができるというならば、人間の脳は、思考や理性をつかさどる大脳新皮質を進化させる必要はなかったでしょう。

私たちの生活に必要なのは、食事や睡眠だけではありません。社会に参加して協力し合い、人のために行動することでお互いに感謝し、達成感や新たなやる気を得ることです。

これらは人間が生きるために必要な、心の栄養です。

私たちが暮らす社会は、さまざまな活動を支える空間であり、また私たち自身が、その空間をつくっていく役目を持っています。まわりの人に対する気遣いを、常に忘れないようにしたいものです。

ミスを減らし、自分のペースをつくる

社会生活において、人は他人と関わらずに生きていくことはできません。感情をコントロールするにあたり、自分以外の他人と、どのようにして良好な関係をつくり上げるのかはとても重要です。

人間関係において、まず大切なのは自分のペースをつくり、他人に左右されることのない生活を築くことです。そのためにできることは何でしょうか。人間関係には努力でどうにかなる「自分」由来の部分と、他人のことなのでどうにもならない「他人」由来の部分が存在します。つまり、自分でどうにかできることを改善していくことが、感情とうまく付き合うための出発点になります。

まずオススメしたいのが、生活の中での些細な「ミス（間違い）」を減らすことです。「ミス」と「失敗」は違います。「失敗」は、成功という言葉と対になっていることからわかるように、何らかの努力をした結果を表す言葉です。しかし、「ミス」は違います。明らかに自分に非があり、何かしらの手順違いや見逃しによるものです。

「ミス」は、周囲に迷惑をかけるのはもちろん、それを回復するために新たにやるべきことを増やします。失敗ならばまだしも、ミスは人間関係にとっていいことは1つもなく、感情的なやりとりを増やしてしまうことにもつながります。

では、「ミス」はどのようにすれば減らせるのでしょうか。私は、脳の性質をうまく利用することをオススメしたいと思います。誰でも人は、最初からやる気満々ではありませんし、うまくできるわけではありません。昔のコンピューターと同じように、スイッチが1つひとつ付いて稼動していくように、段階的に脳機能も立ち上がっていくのです。

最初から難しい作業はできません。しかし、脳には、作業を始めるとだんだんと気分が盛り上がり、やる気の出てくる「作業興奮」と呼ばれる作用があります。「作業興奮」は、簡単な作業を続けると発生させることができます。ですから、他人といっしょに大事な仕事をやらなければならない時には、その前に簡単なものから取り組んでおき、脳機能のレベルを高めておくとよいでしょう。

片づけは心の整理につながる

その中でも、特に活用しやすい作業は「片づけ」です。オススメする理由は2つあります。

1つ目に、片づけは身体を動かさなければならないため、脳を活性化させる目的にかなっています。整理整頓は、頭の中で「どう片づけるとキレイか」を考えながら手足を動かす作業です。「作業興奮」を得るにはピッタリです。

2つ目に、身のまわりを片づけることは、物理的なキレイさだけではなく、精神的な整理につながります。家の中が片づいている、あるいは会社のデスクが片づいていると、不思議と気分がすっきりとしてくるものですが、それは片づけを行う中で、みなさんの心が整理できたからです。

片づけが「作業興奮」を生み出し、心の整理につながるのは、あくまでみなさん自身が手足を動かしたからです。もし、他人に片づけをお願いしても、同じような効果が得られることはありませんので、注意してください。

片づけはあまりにも気持ちがいいものなので、本来やらなければいけない用事や仕事を忘れてしまうこともあります。整理整頓すべきものは、想像以上にたくさんあるものです。あくまで「ミス」を減らすための導入として、時間を決めて行うようにしましょう。

「話し上手」は嫌われない

いい人間関係とは何でしょうか。それは、他人とのコミュニケーションを円滑にとることができ、かつ自分らしさを表現できる関係のことです。

みなさんのまわりには、「イマイチ会話が弾まないな……」と思ってしまうような人はいないでしょうか。これはお互いに話す内容がかみ合っていない証拠です。人間関係における感情のもつれは、「あの人とは気が合わない」という思い込みから始まるものです。

みなさんがもし、世間で起きていることに関心を持ち、普段から新しい情報に触れていれば、他人と話すテーマに困ることはありません。世の中で何が流行っているのか、話題になっているトピックは何かといったことに普段から興味を持ち、自分の言葉でわかりやすく話せるようにしておくことは、とても大切なことです。

その上で、オススメしたいのが「自分らしさの表現」です。他人と合わせて会話するだけでは、いい人間関係は築けません。自分らしさがなければ、「あの人のこと、どう思う?」「私、あの人のこと嫌いなんだよね」といった仲間うちの同調圧力に勝てないからです。

大切なのは「雑学」です。みんなが共通で話せる話題を知っていながらも、自分なりの深い知識、つまり雑学を人に話せることで、会話に弾みがつきます。1つのことについて深掘りして、他人と違った情報やアイデアを持っていると、「やっぱり、あの人は違うな」「おもしろい」という評判が広がり、好き嫌いの同調圧力をはね返すユニークさを持つことができます。

話が上手で、しかも周囲の人とうまくやれる人は、さまざまなコミュニティで重宝されます。この時に大事なことは、世間に関心を持ち、雑学を広げるだけではなく、人に話せるようになっていることです。要するに「会話力」です。みなさんの頭の中の引き出しには、いざという時に引き出せる話題がいくつあるでしょうか。

私たちの脳は、すぐに忘れてしまうものです。ですから、「おもしろい」と思った話は、なるべくすぐに書き留めておくことをオススメします。私たちの人生は舞台のようなものです。いつ自分の出番が来てもいいように、あなたならではの話題をいつも準備しているようにしましょう。

相手にとって「気持ちのいい人」になる

時には、自分の感情をコントロールするだけではなく、他人の感情にも配慮することが大切です。

毎日を気持ちよく過ごすためには、まわりにいる他人の気持ちもきちんと汲み取り、相手の気分が悪くなるようなことは言わないようにしなくてはなりません。まわりの雰囲気を見て、空気を読む。これは人間関係においては、とても大切なことです。

感情的ないさかいを避けるためのポイントは、複数の人がいる場では、雰囲気・空気をコントロールしようと心がけることです。まず、あなた自身が話をすると雰囲気がよくなると、まわりの人たちが思ってくれたなら、それは非常に大きなプラスのポイントになるでしょう。

人が話している時のアイコンタクトも忘れてはいけません。目線を送ることにより「話を聞いています」という意思を伝えることができますし、相手にも気持ちよく話してもらうことができます。

また、人は自分の意見や感想を否定されると、気分を害するものです。それは、感情的に反応してしまう瞬間でもあります。そうならないように、誰かが発する「でも……」という否定を、あなた自身の会話で打ち消していくことも重要なことです。

言うべきことは、はっきり伝える

一方で、「気持ちのいい人になる」というのは、自分の言いたいことを我慢して、相手の言いなりになることではありません。相手のことをなるべく否定しないように気をつけながら、言わなければいけない自分の意見は、はっきりと言う。外から見ていても、何を考えているのかがはっきりとわかる人、それが伝わる人は、見ている側も気分がいいものです。

ポイントは、まず言うべきタイミングです。自分が気持ちよく話している時に、割って会話に入られるのは嫌なものです。「この人はこのことを話したいんだな」という空気を感じ取り、その話がひと区切りつくタイミングで、新たな話を切り出す。すると、「言いたいことは全部言えた」となるので、その人が気分を悪くすることはありません。

また、わからないことがあれば、「私はあなたが何を言いたいのか、よくわかりません」ということを、相手にわかるように口に出して伝えてください。自分が理解できないことを約束してしまうと、わからないまま相手とすれ違うことがあります。例えば、一度約束したことを、別の日になって「いいえ。そんなことは言っていません」と言われたら、どんな気分がするでしょうか。いわゆる二枚舌を使う人は、人から信用されることもなくなり、感情的ないさかいを起こしやすいものです。

相手から信頼されるため、約束は必ず守る

人間関係で大切なことは「信頼」です。あらためて言うまでもないことですが、とても

大切なことなので、あらためて強調します。では、みなさんは信用と信頼の違いを理解しているでしょうか。

信用は英語で「クレジット（Credit）」といいます。クレジットカードの「クレジット」です。クレジットカードは、みなさんの過去の購買履歴や、年収などから、みなさんの遣える金額の限度を設定しています。つまり、「信」を「用」いるものであり、「過去」に向いたものです。一方、信頼は英語で「トラスト（Trust）」といいますが、これは「信」を「頼」るということからもわかる通り、「未来」に向いたものです。

では、どうしたら相手から「信頼」される存在になることができるでしょうか。まず、そのために最も大切なことが1つあります。それは、約束を必ず守ることです。

これは易しいことではありません。約束の時間・場所に確実にいるようにすることが、いかに難しいことか、考えてもみてください。日本の鉄道は時刻表の通り発着することで知られていますが、最近は安全意識の高まりもあり、特に天気の悪い雨の日や、台風による強風の日、雪の日など、通勤時間帯でも、故障や安全確認のために遅れることが増えているように感じます。

時間に正確な日本の電車でさえ遅れる時代です。もちろん、365日、約束をすべて守れ、というわけではありません。信頼を築くためには、普段からの心がけが必要です。第一に、約束の場所・時間にいるように最大限努力する。これは当然なことだと思います。

信頼される人になるための気遣いを持つ

問題は、その次です。もしも約束を守れなかった時に、どのように対応するのかです。まず約束の時間・場所に間に合わない時には、必ず連絡をしましょう。これがきちんとできる人は、みなさんが思うよりも少ないと思います。直前に連絡をするためには、相手の行動やいる場所を考え、確実に連絡がとれる最適な方法、タイミングを熟知していることが必要です。そして、通話ならば手短に話すことが求められます。

もし相手が忙しそうな状況ならばあえて連絡をせず、相手の都合のよさそうな時間帯に連絡をし、その時には「こちらの都合で連絡できずに申し訳ない」と言う。ここまでできる人ならば、きっとその人は信頼できる人といえます。

「あうんの呼吸」を大切にする

どんな人間関係においても、気心の知れた人が1人でもいると、その場での会話がスムーズになるものです。言葉を交わさずとも、瞬時に気持ちの通じ合うことができる仲間は何ものにも代えがたいものです。

私は以前、脳神経外科医として救急医療の現場で働いていました。その当時は毎日のように、治療を急ぐ患者さんを診ていました。そうした現場では、刻一刻と変わる患者さんの状況についての情報を、常に共有していなければなりません。

そうした現場では、余分な言葉は必要ありません。必要最低限の言葉を交わし、あとはまさに「あうんの呼吸」で手術や治療が進行していました。メスが必要な時、ハサミが必要な時、私が必要だと思ったタイミングでスタッフから手術用具が手渡されます。

こうした関係性を築くには、日常からお互いに声に出して意見を出し合っていることが大切です。うまくいかない時にはどうしたらいいのか、手術や治療の現場を離れた場所でも詳細に話し合っていました。

結果として、私は多くの手術を担当してきましたが、「あうんの呼吸」を持っているスタッフのみなさんの助けがあって、できていたことだと思います。そして、今でも彼らのサポートに感謝しています。

なお、「阿吽」は、仏教の真言の1つです。梵字において、「阿」は口を開いて最初に出す音、「吽」は口を閉じて出す最後の音のことで、そこから宇宙の始まりと終わりを表す言葉とされています。

さらに、対となるものを表す用語としても使用されるようになり、特に狛犬など一対で存在するものは、口が開いているほうを「阿形」、口の閉じているほうを「吽形」と呼びます。これが転じて、2人が呼吸まで合わせるように、絶妙なタイミングで行動していることを「阿吽の呼吸」というようになりました。

みなさんも、きっと「あうんの呼吸」を持った気心の知れた人がまわりにいて、日々支えられているのではないかと思います。そうした方々には常に感謝を忘れないようにしたいものだと思います。

「言葉は通じるはずだ」と思わない

私たちは、自分が話す言葉は無意識に「人に通じるものだ」と思っています。でも、本当にそうでしょうか。実際には、案外、言葉は通じていないものです。

そのことを初めて意識したのは、アフリカのガーナに行った時でした。レストランに入って、私たちは料理を注文しました。当然、母国語同士では言葉は通じません。英語でも通じているか怪しいのです。すると、いっしょにいたオーストラリア人の知り合いが注文を受けたスタッフに向かって、何度も注文を復唱させていました。理由を聞くと「自分の言葉で言わせてみないと、間違った料理が出されてしまう」と言うのです。

「なるほど！」と思いました。言葉を話すことと、それが相手に伝わることは別です。自分は「伝えた」と思っていても、相手には「伝わっていない」ということが往々にしてあります。これは脳が見慣れているシチュエーションの場合ほど多く見られることで、その理由は簡単です。脳は常にラクをしたがるからです。

話の聞き手は、話し手が期待しているほど「聞こう」と思っていないことがあります。そうした些細なボタンの掛け違いがトラブルを生み、ネガティブな感情を生み出してしまうことがあります。

もちろん、言葉の通じない外国人に対して言葉を復唱させることはできても、同じ日本語を話す日本人に復唱させることはなかなかできません。家族や親友ならまだしも、職場の人や知り合い、あるいはまったく知らない人とのやりとりでは、言葉が通じたかどうかを直接確認するのも難しいものです。

ならば、言葉を過信せずに、表情や目線など相手の出しているサインに気づくようにしたいものです。それは何十年もいっしょに暮らしている夫婦であっても同じです。「脳が働くようになる」とは、目の前の出来事に集中できているということであり、小さな変化に気づけるということです。毎日、気持ちに余裕を持って生活していきましょう。

他人のせいにしない

人間は何か問題が起こった時や失敗した時、その原因を自分ではなく他人や環境に求めてしまいやすいものです。しかし、「あの人が悪い」「時間が足りなかっただけだ」と、他人や環境のせいにした段階で、人は思考停止に陥ってしまいます。つまり、それ以上は考えることをやめてしまいます。

同じように、自分の頭で考えずに、他人の考えていることをあたかも「自分で考えたこと」のように勘違いしていることがあります。すべてが悪いことだとはいいませんが、テレビのニュースやワイドショーである社会問題が取り上げられていたとして、その番組に出ている専門家やコメンテーターが「○○ですね」「○○だと思います」と言ったことをうのみにして、そのまま自分の意見のように他人に話していること、みなさんはないでしょうか。

脳が働かなくなる人の典型は、何かと人に頼り、自分でやろうとしない方々です。みなさんは無意識に他人の言うことにしたがってしまい、自分で意識的に考えることをやめてしまっていないでしょうか。

要するに、いつも自分を客観視できるかどうかです。「この問題を自分は人のせいにしていないだろうか」「この意見は本当に自分の考えなのだろうか」「他人に言われた通りに動いていないだろうか」と、機を見て振り返ってみることが大切です。みなさんの人生は、みなさんのものです。他人のものではありません。もちろん「すべて自分だけで○○する」という独りよがりは厳禁ですが、「すべて他人任せ」になってもいけません。人と自分、自分と環境、というようにきちんとバランスをとって、自分なりの思考パターンを身につけていきましょう。

3　仕事――限界を知り、やるべきことを絞る

脳の仕事はやめてはいけない

人は社会的な動物です。人間関係は、独りよがりでは成り立ちません。常に、相手がどう反応するのかを考えながら会話し、共同作業をする中でしか、他人とうまくやっていく感覚は身につきません。

いちばん心配なのは、定年後にあらゆるプレッシャーから解放され、自由気ままに暮らしている人たちです。人間の脳は、使わなければ働かなくなります。人間関係も同じです。人と会話しない日が何日も続き、たまに会う友だちといざ話そうとすると、言葉に詰まる。会話が続かない。脳の機能から考えれば、当然起こり得る事態です。

会社の仕事はやめても、脳の仕事はやめてはいけない。長年、定年を迎える患者さんにしてきたアドバイスです。脳はラクするほうへ流されます。安定して、変わらない生活を続けるほどに、脳はその状況に依存し、硬直化して本来の柔軟さを失っていきます。うまくいかない時に脳は考え、うまくいく時ほど脳は考えていません。「人間関係がうまくいかない」と悩むからこそ、脳は考えます。脳に仕事をさせるには、他者との関わりが必要です。

なるべく友人との付き合いを絶やさず、働いていた頃よりも、むしろ定年後のほうが付き合いを増やすように努力をするべきです。付き合いの機会を増やすため、毎年1つでもいいですので、新しい課題をつくることをオススメしたいと思います。例えば、○○釣りに挑戦する、○○語を習得する、といった趣味でも構いません。少しずつでも、新たなことに挑戦する機会を持つようにしましょう。

ちょっとした行動を変えてみる

安定した生活であるほど変化に乏しいため、脳はその状況に依存し、考えることをやめてしまいます。脳は必ずラクするほうへ流されます。

「毎日が忙しい」と思っている人ほど、思考する脳である大脳新皮質を働かせていないことが多いものです。なぜなら、そういう時ほど、家事や地域で任されている仕事など、決まりきった作業に追われているものだからです。

通い慣れた道を歩くだけでは脳が働かないのと同じように、いつもの作業ではその状況に依存して脳はラクをします。そうした時にオススメなのが、通い慣れた道を選ばずに、あえて別のルートを選ぶことです。

みなさんの生活の中でも、別のルートを選べることはないでしょうか。いつもの喫茶店での朝食もいいですが、たまには駅前のしゃれたカフェに足を運ぶのもいいでしょう。相変わらずのメンバーで集まるのもいいですが、たまにはしばらく会っていない人をゲストに呼んでみてはいかがでしょうか。いつもとは違った会話が生まれるはずです。

大脳新皮質は、新しい情報に対して脳を働かせることで育ちます。意図して新しい情報に触れる機会を増やすには、いつもの行動を少しアレンジしてみることが大切です。「どうなるのかな」と思うことほど「めんどうくさい」と思ってしまいやすいものですが、先に起こることが予想できないからこそ、脳は働くものです。ちょっとした行動から変えてみることがオススメです。

大量の情報に流されない

現代は情報社会です。テレビや新聞だけではなく、パソコンやスマートフォンでアクセスするインターネットの情報が加わることで、情報量は爆発的に増え続けています。街を歩けば、手元のスマートフォンから目を離さない人が大勢いるはずです。みなさんの近くにも、スマートフォンを手放せない人がいるのではないでしょうか。

こうした情報は便利です。スーパーや家電量販店の特売情報が瞬時に手に入りますし、ニュースも、新聞の明日の朝刊を待つ必要がありません。知りたいと思ったことは、キーワードを入力して検索すれば何かしらの情報が見つかります。

しかし一方で、情報を処理できる脳の容量は増えているわけではありません。情報技術の発達により、コンピューターの処理能力や記憶容量は飛躍的に増加しましたが、私たちの脳の処理能力や記憶容量が飛躍的に進化したわけではありません。若い人ほど新しい情報環境に適応しているのでしょうが、中高年世代はそうもいきません。大量の情報に触れていると、いつの間にか情報を受け取ることで精一杯になり、脳は考えることをストップしてしまいます。あまりの情報量に追いつかないのです。このような場合の対処方法には3つあります。

1つ目は、入ってくる情報量を少なくする努力をすることです。家のテレビがつけっぱなしになっていないでしょうか。新聞の折り込みチラシに全部目を通そうとしていないでしょうか。スマートフォンのニュースやSNSを際限なくチェックしていないでしょうか。脳が受け取る情報量は、意図してコントロールしなければなりません。

2つ目は、目に触れた情報でも、不必要だと思ったことはすぐに忘れることです。必要のないことを覚えておくほど脳の容量は大きくありません。コンピューターのデータベースにしまい込むようなイメージで、脳の情報管理を意識的にしておくことが大切です。

3つ目は、必要な情報は、必要になった時に取りに行くようにすることです。広告やチラシを見て「旅行に行こうかな」と情報に流されるのではなく、「旅行に行こう」と決めてから調べ始めればいいのです。目的が決まっていれば、そのゴールに向かって最短・最少の情報のみを集めることができます。インターネットで調べるだけではなく、旅行会社に電話で問い合わせることもできます。目的がはっきりとしていれば、たいてい詳しい人に聞くのが早いものです。

日々、気づかないうちにみなさんはたくさんの情報に触れています。情報はあまりにも多すぎると思考停止に陥りやすいものです。３つの対処方法を参考にしながら、意識的に制限を加えていくといいでしょう。

自分の限界を知る

私は以前、脳神経外科医の仕事をしていました。しかし、外科医の仕事は高い技術力だけではなく、肉体的な体力が必要です。体力は年齢とともに衰えるものです。したがって、私は肉体的にも体力的にも限界がきたと思った45歳の時に、脳外科医の仕事をやめました。そして、産業医をはじめ、院長職や理事長職など別の仕事をするようになりました。

年齢により人間の身体は変わります。年を重ねるにつれて、体力は衰えるものです。40

代、50代になっても、無理ができた若い頃のことが忘れられず、徹夜で仕事をしようとする人がいます。そうした人たちは「若いやつに負けてはいられない」と言いますが、仕事は体力やスピードの勝ち負けではありません。若い人には若い人に任せるべき仕事があり、年相応のやるべきことがあるものです。

「昔できたことが、今はできない」と認めることは、とてもつらいことです。優秀な人ほど、「任された仕事は最後までやらなければいけない」と頑張ろうとします。

日本の教育では、時間内に正確に仕事を終えるように教えられますから、時間内に仕事を終えることが常識であり、そのために無理をするのが当たり前に思われています。また、私と同じくらいのベビーブーム前後の生まれは高度成長期の真っただ中を生きてきた世代であり、常に他人の先を走ることを意識しなければいけなかったということを肌感覚で理解しています。

しかし、自分の肉体の限界を冷静に判断して、今だからできることを見つけるほうがよほど生産的です。仕事は他人から与えられるものではなく、自分で選ばなくてはならないものです。これまで培ってきた人脈を活かすことはできないのでしょうか。経験の中でしか得られない経験知を若い人に伝えることはできないのでしょうか。正解はありません。自分の体力、能力、社会で置かれた立場を考え（もちろん家庭内の立場も含みます）、行動しなければなりません。時には仕事を終えずに帰ることを選択する場合もあるでしょう。責任は自分にあります。

脳の機能は、ある程度のレベルで維持することができるものです。脳外科医はできなくても、産業医や理事長など脳を働かせる仕事はできます。世の中には、80歳、90歳になっても本を書かれる作家さんがいます。何歳であろうが、脳を働かせることはできるものです。

自分の限界を知り、今できることは何かを考えていくことが大切です。

子どもは親を超えていくもの

いちばん負けを認めたくないのが自分の子どもです。いくつになっても子どもにとっての親でいたいものであり、特に男性は「親父は息子・娘から常に尊敬される存在であるべきだ」という考えが根強いように思います。

しかし、子どもは日々成長するものです。背丈が伸びるように、運動能力は10代であっという間に追い越されてしまうでしょう。反射神経が求められるゲームなどでも、なかなか子どもに勝てなくなります。

知力だって同じです。「こんなこともわからないの？」と子どもから言われれば、気分が悪くなるのは当たり前ですが、記憶を引き出すスピードを競えば若い人に勝る人はいないでしょう。

子どもはいつまでも子どもである。親としてそう思いたい気持ちはよくわかります。でも、現実は違います。親の知らないところで、子どもは世間の荒波にもまれて経験を積み、対応力を高めているものです。逆に、親のほうが定年を迎えて世間から離れ、脳を働かせる機会が少なくなるものです。

「自分のほうが衰えたのかもしれない」と、いらないプライドを捨てて、子どもに負けを認めればいいのです。そうすればもっと自由に考えることができます。きっと、ほかの部分で「親らしく」あることができるようになるはずです。

やるべきことは3つに絞る

自分にできることは何かを考える際に、脳の性質を知ると役立ちます。過去の私の著書『脳が冴える15の習慣』（NHK出版生活人新書）では、「マジック7」という脳の性質を紹介しました。人間の脳が同時に保持したり、系列化したりできる要素は多い人が7つで、5つのプラスマイナス2つぐらいが標準的だといわれています。つまり、少ない人でも3つは頭の中に入れておくことができる。

知性をつかさどる大脳新皮質を鍛え抜けば、きっと7つにすることもできるでしょう。しかし、本書の目的はあくまでも最低限の脳を「守る」ことです。そう考えるならば、1日にやるべき用事や仕事は、はじめから3つ程度に絞るべきです。

私は1日の脳のピークが3回あると考えています。最初は午前中のお昼近くの時間、次は昼食による眠気の去った午後の15時から18時、最後が夕食後の21時前後です。この途中の時間は、移動や食事に割く時間でとられてしまいやすく、他者とのコミュニケーションも活発であるため、1つのことに集中するのが難しいものです。

ピーク以外の時間帯は、1つひとつが小さな雑務をするのに適していると思います。作業を始めるとだんだんと気分が盛り上がり、やる気が出てくる「作業興奮」の話を思い出してください。ピークになる前の時間帯は、そうした小さな作業で脳の回転数を上げていくことを目的にすると生産性が上がります。

もちろん、1日は24時間、みな平等に持っているものです。みなさんにはみなさんのペースがあるはずです。おおよそ集中できる時間帯は3つぐらいに分けられるはずです。その3つの時間帯にやるべきことを1つずつに絞り、実行することをオススメします。

すると「1日に3つしか用事や仕事がこなせないのは、あまりに少ないのではないか」と思われる方が時々いらっしゃいます。本当にそうでしょうか。少しでも数多くのことをこなして、今を頑張る。このような考え方では、人生100年時代の今を同じペースで楽しみ続けることはできません。

私は365日、少しずつでも休まずに、平均して働き続けることが大切だと考えています。「休まないとは何事だ」と、また別の考えを持つ方から怒られそうですが、だからこそ5つ、7つと数を増やすのではなく、3つと最小限にとどめることが必要だと考えています。

私は仕事に限界をつくります。でも、日々の仕事を休まず、確実に続けていくというやり方です。そのほうが結果として、大きな仕事をできるのではないでしょうか。

「答えのない問題」に答えを求めない

道ですれ違って「お久しぶりです」と挨拶したものの、「誰だっけ……？」と名前を思い出せず、そのことが頭から離れないということがあります。そして、忘れかけたある時に「○○さんだ！」と思い出す。こんな経験を誰もが持っているものです。なぜ、人は突然思い出すのでしょうか。

人がコントロールできる意識の領域は、5％未満で、残りの約95％は、それ以外の「無意識（潜在意識）」の領域といわれています。つまり、意識の領域では考えることをやめているのに、無意識の領域で「誰だろう」とずっと考え続けているため、「あっ」と突然ひらめくのです。

しかし、「人の名前」のように記憶を引き出すような脳の働かせ方ならまだしも、「自分はどうしてこんなにダメな人間なのだろう」「これから自分はどうなっていくのだろうか」

「あの時にもっと頑張っていたらどうなっていただろうか」など、いわゆる「答えの出ない問題」に人はとらわれてしまいやすいものです。もちろん、これらの問題に答えを出すことはできませんので、いつまで経っても考え続けるしかありません。

すると、無意識の領域でも「答えの出ない問題」を考え続けることになってしまうため、脳の疲労や緊張がピークに向かい、その結果、脳から肉体へ「思考をやめなさい」と働きかけることになります。こうして「鬱」の傾向や身体がだるい、あるいはやる気がまったく出ないなどの症状が出てくるのです。

脳には限界があります。また、意識の領域では考えていなくても、無意識の領域では考え続けてしまうものです。もちろん考えることによって脳を働かせることは大切ですが、「答えの出ない問題」にいつまでもこだわってしまうと、脳が思考できる容量を超えてしまいます。

これを避けるコツは、抽象的な問題ではなく、身近な問題に思考を持っていくことです。例えば、「なぜ朝起きるのが苦手なダメ人間なのだろう」ならば、寝坊しない方法はあります。答えのない問題ではなく、なるべく具体的な問題に変換するようにしましょう。

第4章　究極の「1つの習慣」
――1日1ページ、ノートを書く

ここまで、第1章では脳を守るのに必要な機能を「脳幹」「大脳辺縁系」「大脳新皮質」の3つに分けて説明しました。それぞれ、脳幹は負荷をかけず「守る」ものであり、大脳辺縁系は暴走を防ぎ「しつける」もの、大脳新皮質は新たな情報に触れて「育てる」もの、という脳機能の特性をつかんでいただけたのではないかと思います。

第2章は、主に脳幹にフォーカスして、「体調」をコントロールするために必要な食事・運動・睡眠という3つの基本的なノウハウについて書きました。この3つを生活のリズムの中にどのように取り込むべきか、一定のバランスをとっていくことが、いかに重要であるかを理解いただけたことかと思います。

第3章は、感情の大脳辺縁系と理性の大脳新皮質という、2つの脳機能構造をテーマに、「感情」をコントロールする方法について考えました。前提となる「心構え」について、また人が感情的になるシチュエーションを「人間関係」と「仕事」という2つに絞って、具体的な対処方法を解説しました。みなさんには、自分の感情とうまく付き合うには、ある程度のコツがあることを知っていただけたと思います。

いよいよ最後の仕上げとなります。第4章では、「はじめに」でもお見せしましたが、私が約30年、たくさんの患者さんと接する中で考えてきた「最適なノート」を紹介したいと思います。1日1ページ、毎日15項目のノートを書くだけで、脳の機能は、安定して維持することができます。本章で解説する「なぜ効くのか？」を理解してから、ノートを書き始めれば、きっと10年、20年と書き続ける習慣ができると考えています。

「書く」習慣の意味

みなさんは、どれくらい「書く」ことをしているでしょうか。紙の上に文字として言葉を書き出すには、誰でも時間がかかるものです。

自分の言いたいことを相手に伝えるには、口を動かして話す方法と、手を動かして手紙や紙などに書く方法があります。では、時間がかかるのはどちらでしょうか。明らかに手紙や紙に書く方法でしょう。最近の若い人はスマートフォンでのやりとりだけで、手紙など書いたことがない人がいるのかもしれませんが、私たちの世代は、手を使って書く手紙をよく使っていました。だからこそ、頭で真剣に考えた言葉を、正確に相手に伝えることができていたと思います。

「書く」には時間がかかる。たしかにそうですが、実はこれが重要です。会社や人間関係のトラブルで感情的になってしまった。そんな1日でも、書く時間を持つことにより、自分を客観視する（大脳新皮質を使う）ことができます。

この時に脳で行われる情報処理は、①情報の入力、②情報の処理、③情報の出力、この3段階です。

見聞きしたことや感じたこと（①）を言葉に変換するプロセス（②）は、大脳辺縁系が受け取った喜怒哀楽など感情的な気持ちを、大脳新皮質で理性的に考え直す時間になります。その内容を紙に書く（③）ことにより、頭の中が整理されて脳の記憶の引き出しにキレイにしまうことができるのです。「書く」ことを習慣にしてしまうことが、「脳」を守るために必要な究極の1つの習慣なのです。

「書く」習慣を定着させる3つのポイント

まず大前提になるのは、ノートでの記録を続けることです。日記を続けたことがある人なら自信があるかもしれませんが、誰しも一度や二度は「三日坊主」になった経験があるはずです。

みなさんは、物事を続けるにはコツがあることをご存じでしょうか。私は「小さな一歩」を踏み出すためには、ポイントが3つあると考えています。

1つ目に、5分だけ、10分だけなど、ごく短い時間に区切って始めることです。まったく運動をしてこなかった人が、いきなり毎日30分のランニングや筋トレを始めることはできませんし、続きません。きっと身体の筋肉が悲鳴をあげてしまいます。脳も基本的には同じです。

2つ目に、やるべきことが、最初から明確に決まっていることです。ランニングや筋トレでいえば、「今日はどこを走ろうか」「今日はどんな筋トレをしようか」と考えているだけで、「めんどうだから明日にしよう」と、つい思い直してやめてしまうものです。同じように、いきなり「日記を毎日書け」と言われても、何を書いたらいいのかがわからなくて、何を書くかを考えているうちにやはり「めんどうだから明日にしよう」となってしまいます。それが、何を書くかがあらかじめ明確に決まっていると、習慣は続けやすくなります。

３つ目に、時間や場所を最初から決めることです。「朝起きたらすぐに着替えて、朝食前にランニングをしよう」と決めておけば、迷うことはありません。ベッドの横にランニングウェアを準備しておけば、さらに効率的です。同じように、「朝食後に部屋の机の椅子に座ったら、書き始める」など、書く時間や場所を最初から限定してしまうのが効果的です。書く習慣を生活のリズムに取り込む上でも、時間や場所が決まっていると続けるハードルが極端に下がります。

「築山式ノート」の特徴

次に、さっそくノートを紹介しましょう。本書の冒頭の「はじめに」でもお見せしたノートを再び掲載します。

先ほど紹介した物事を続ける3つのポイントをふまえて私がつくった、いつまでも続けるのに最適なノートだと考えています。このノートを「築山式ノート」と呼ぶことにしましょう。ご覧いただければわかるように、このノートは脳機能を維持するため、最低限の記録を行うことを目標としています。

〈記入例〉

❶ 2018年 6月 22日（金）

❷ 体重 75.4 kg ❸ 血圧 80／140 ❺ 歩数 7688

❹ 就寝 11 時～起床 5 時 睡眠 6 時間 ❻ BMI 21

朝｜納豆、卵、ご飯

❼ 昼｜サンドイッチ（野菜、ハム）

晩｜とんかつ

ストレス予測のためのToDoリスト ❾

□ 自宅整理 □

□ 住友銀行(五反田) □

□ クリニック産業医面接 □

❽ 天気 曇り

気温 18℃

❿ 音読｜産経抄 ⓫ 運動｜○ ⓬ 外出｜T ⓭ コミュニケーション｜正

外の世界のメモ

⓮ 面接 大遅刻
理由 帰宅時交通渋滞に巻き込まれたため

自分のためのメモ

⓯ なぜ、うつ状態は新入社員に多いのか？

図表4　築山式ノート

道具として必要なのは、体重とＢＭＩ（Body Mass Index：体格指数）が測れる「体重計」、血圧を測る「血圧計」、歩いた歩数を測る「歩数計」、この３つです。もしお持ちでなければ、空欄のまま始めていただいても結構です。45歳以上の初老期を迎えた方で健康が気になる方は、できる限りこれら３つの測定器を持たれることをオススメします。65歳以上の老年期を迎えられた方は、健康状態を問わず、毎日測定していただいたほうがいいと考えます。

記録する15項目は、「簡易記録」を基本としているため、数を厳選してあります。１ページに全15項目を収め、１ページが１日になるようにしています。また「書く」ために必要な時間は平均で5分、少し思い出しながら書いたとしても10分程度です。毎日のことですので、なるべく簡潔に短い言葉で記録してください。意味さえわかれば、きちんとした文章でなくても、単語だけでも結構です。

書くべき項目が最初から決まっていますので迷うことはありません。ノートを家の中のどこに置くかによって、書く場所や時間帯も決まってきます。もちろん、朝食をいつもの喫茶店で食べるなど外に出る機会の多い方は、カバンの中に入れておけばいいと思います。

また記録は、一瞬で全体の内容を把握できることが重要です。「築山式ノート」は、書くのが5分なら、読む（見返す）のは1日あたり5秒くらいとほんの一瞬です。

継続した記録で得られる「積極的安定性」

「築山式ノート」は、毎日少しずつ書く「継続記録」を基本としています。「継続記録」はとても大切なことです。一定の形式で書くため、1か月前と今日、昨日と今日など、比較がとても簡単です。そして、時間が経ってくると、今日の記録から、次第に明日の予想ができるようになってきます。

ノートに記録されるのは、自分自身の「脳」と「身体」の健康情報です。ですから、継続的な記録で得られるのは、脳と身体の「積極的安定性」ということになります。

「積極的安定性」という言葉はやや専門的な表現ですので、少し言葉をかみくだいて説明しましょう。

例えば、「私はマジメに仕事をしている。だから将来は安泰だ」という考え方に、説得力があるでしょうか。マジメであることと、将来に問題がないこととの間には、決定的な因果関係はありません。会社の業績が安定しているからといって、その会社が永続的に安定しているとは限らないということは、大手電機メーカーなど日本を代表する企業が、次々と経営危機に陥っている昨今の状況を見れば明らかです。

脳や身体も同じです。「あの人は頭がよくて優秀だ。だから老年期を迎えても脳は衰えることがないだろう」「あの人は病気1つせず健康だ。だからずっと健康でいるだろう」というのは、まったく根拠がありません。

ここで登場するのが「積極的安定性」です。まず大きな特徴は、「書く」ことにより、日々の脳と身体の健康情報を記録しているだけでなく、自分の脳の引き出しも整理していることです。

心は過去にとらわれるものです。第3章でも述べましたが、過去に起きたことは大脳辺縁系を通じて、その印象の強さだけが脳に強く残るものです。つまり、記憶とは、非常に曖昧なものなのです。日々のことをコツコツと整理せずに、漫然と（消極的に）暮らしていると、整理できていない曖昧な過去を振り返っては、不安にさいなまれることになってしまいます。

これを（積極的に）「書く」ことで、脳と身体の状態を、無意識から意識に引き上げます。記録とは、大脳新皮質を使って考えをめぐらせ、言葉を用いて記憶を整理することです。記録により不安を取り除き、心や身体の安定性をつくっていくのです。つまり、これが「積極的安定性」なのです。

「築山式ノート」の厳選15項目

前置きが少し長くなりましたが、ここから「築山式ノート」で記録する15項目について、詳しく解説していきましょう。それぞれの項目には、3つの脳機能に合わせた目的があります。

❶～❽は、生命をつかさどる「脳幹」に関する項目です。睡眠時間は足りているか、食事はきちんと食べているかなど、日々の記録により「脳幹」に負荷がかかっていないかを確認して、脳幹を「守る」ように働きかけます。

❽❾⓬は、感情をつかさどる「大脳辺縁系」に関する項目です。❽は脳幹と重複します

が、天気や気温の変化は人間の体内時計に大きく影響を与えるものです。やるべきことを明確にするToDoリストなど、「大脳辺縁系」の暴走を防いで「しつける」ために記録します。

⑩〜⑮は、理性をつかさどる「大脳新皮質」に関する項目です。⑫は大脳辺縁系と重複しますが、音読や外の世界との接触などによって、新たな情報に積極的に触れ、「大脳新皮質」を「育てる」ことを意図しています。

3つの脳機能に合わせて継続的に記録し、これらを後日分析することにより、それぞれの脳機能ごとに必要な管理をすることができるようになります。ではこれから、1つひとつの項目について詳述していきましょう。

❶日付（脳幹）

記録する日付を書きます。「今日の日付は？」「今、自分はどこにいるのか？」など、自分の置かれている状況を正しく把握できる認知能力を「見当識（けんとうしき）」と呼びます。この見当識は、毎日の自分の位置、つまり座標のようなものです。常に正しく、繰り返し確認している必要があります。毎日、正しく「今日」の日付を書くことで、脳の座標軸にしっかりと刻みましょう。

❷体重（脳幹）

体重計に乗って測定した体重を書きます。「築山式ノート」は、昨日と今日を比較できる「継続記録」を目的としていますので、「血圧」「ＢＭＩ」などほかの項目と合わせて、毎日同じ時間帯に行うことを基本としましょう。

体重を測るのに最適なタイミングは、毎朝起きて1時間ぐらいしてからの、朝の食事前の時間です。第2章でも少し触れましたが、朝食前のタイミングで体重を測ることで、前日の夕食の食事量や食事内容、時間帯が適切であったかどうかがわかります。

なぜ、適切かどうかがわかるのか、その理由はエネルギーの仕組みにあります。人間の身体が必要とするエネルギーは、「基礎代謝に使うエネルギー」と「行動するために使うエネルギー」の2つに大きく分かれます。

基礎代謝に使うエネルギーは、人間の身体を維持するためのエネルギーです。年齢とともに年々変化するものであり、20歳くらいがピークで、年齢が上がるにしたがって、次第に低下していきます。行動するために使うエネルギーも、当然ですが、外に出るのがおっくうになれば次第に減るものです。つまり、年をとっても若い頃と同じ量の食事をとり、毎日まったく変わらない生活をしていた場合、体重は増加してしまいます。

大雑把にいえば、食事により摂取したエネルギーと、基礎代謝や行動で消費したエネルギーの差が、体重の変化となって表れます。ですから、体重を毎日計測すれば、記録した活動や活動量を比較することにより、身体のエネルギー収支を数字として知ることができるのです。

みなさんは、ご自分の継続記録を見ながら、なぜ体重が増えたのか、体重が減ったのかを、よく考察してみてください。そして、その結果によりこれからの1日の食事や行動、運動の内容を調節します。

体重はあらゆる活動の源です。自分の年齢にとって、身体にとって、ベストな体重を把握し、その体重をキープすることで、心地いい快適な生活を送ってください。

❸血圧（脳幹）

血圧計で測定した血圧を書きます。できるだけ体重と同じように朝食前に測りましょう。その数字が140／90（mmHg：水銀柱ミリメートル）以上ならば、あなたは高血圧ということになります。

一般に高血圧症は、約9割が原因不明です。高血圧症は、それ自体には何の苦痛もありませんが、放置すると「心筋梗塞」や「脳出血」のような危険な病気にかかる可能性が出てくるため、サイレントキラーと呼ばれています。

血圧の最大値が160を超えると、脳では自動調節機能も働かなくなります。これは脳組織へのエネルギー供給が低下してしまうことを意味し、放置すると、脳組織への血液量の低下が起こり、脳機能も低下してしまいます。ここで大事なのは高血圧症の発症を早期に発見することです。血圧を毎日記録することで、少しずつ血圧が高くなっているのが把握できたら、すぐに一度病院を受診して、治療を受けていただくことをオススメします。

血圧を正常に保つことは、自動車にたとえると「制限速度を守る」ことです。事故を起こさないためには、危険なスピードを出さないことがいちばんです。何があっても「正常値を維持する」ことだけは守ってください。身体だけではなく、脳機能のためにも大切なことです。高血圧の方は、早めに治療を始めて、食事や運動を見直すことで改善していきましょう。

❹睡眠（脳幹）

就寝時間と起床時間、睡眠時間を記入します。

生命をつかさどる脳幹に余分な負荷をかけないためにも、睡眠時間は長すぎても短すぎてもいけません。睡眠時間は、７時間前後の人が病気による死亡率が最も低いことが知られていますが、もともと人によって差があるものです。年齢や活動量に合わせて、自分にとって最適な睡眠時間を探しましょう。

そして、睡眠時間を確保することも大切ですが、さらに重要度が高いのが、就寝と起床の時間の記録です。睡眠をコントロールしている体内時計は、良質な睡眠のためにホルモンの分泌や生理的な活動を調整しています。つまり、快適な眠りをつくるのは規則正しい睡眠のスケジュールです。そのためには、体内時計を正確に機能させていることが重要です。

睡眠の基本については第2章で詳しく解説しましたが、良質な睡眠は寝る前の準備で決まります。寝る前にはリラックスして入眠時には身体を温め、目覚め時には太陽の光を浴びて体内時計をリセットするのがいちばんです。生活のリズムを安定させるため、だいたいの就寝時間と起床時間は、規則正しく決めておくといいでしょう。

❺歩数（脳幹）

歩数計で測定した歩数を書きます。

歩くことにより足の運動が起こると、血液は心臓から頭のいちばん上に送られます。なぜなら、そこに足の運動を命令する神経細胞があるからです。脳の中ではたくさん活動した部位により多くの血液が送られますので、歩くことで脳内の血流も活発になります。

また、脳だけではなく途中にある身体の部位にも血液がいきわたります。毎日の一定した行動量は、身体全体に適切な血流量を供給するためにも重要です。運動だけを目的としてしまうと、歩数の維持は、なかなかうまく続かなくなります。第2章で紹介したように、日常生活の中にうまくウォーキングを取り入れて、生活する中で歩数を増やすように努力しましょう。

目標の目安は、1日8000歩です。多くの人にとって、この歩数が脳と身体を維持するために適当な量と考えます。8000歩を切ることがないように、毎日記録して確保してください。

❻BMI（脳幹）

体重計で測定したBMI（Body Mass Index：体格指数）を書きます。

まずBMIがどういった数値かをご存じでしょうか。BMIは体重（キログラム）を身長（メートル）の自乗で割った値で、肥満である、やせているなど、体格を示す目安となるものです。18・5～25の間にあれば適正であり、18・5未満はやせすぎ、25以上が肥満となります。

肥満は生活習慣病になるなど、病気になるリスクも高まるものです。やせすぎは、身体が必要とするエネルギーの不足が起こりやすく、日常の活動に影響を及ぼします。要するに栄養不足で動けなくなるなどの影響です。太りすぎの過剰な状態、やせすぎの不足した状態、そのどちらの状態も脳幹に余分な負荷をかけてしまいます。

よく「○○キロを超えているからダイエットしないと」など、体重だけで判断することがありますが、太りすぎ、やせすぎは体重だけで判断するものではありません。体重はエネルギーがきちんととれているかの目安であり、太りすぎ・やせすぎはＢＭＩで判断するものです。ＢＭＩの数値を記録した上で、適正体重を考えながら維持していくと効果的です。

❼食事の記録（脳幹）

何を食べたのかを書きます。余裕のある方は、食事をした時間も記録しておくことをオススメします。

食事では、どれくらいの量を、何時に食べたかの記録が重要です。脳は、どの臓器よりもエネルギーを必要としますが、筋肉や肝臓のようにエネルギーをためておくことができません。したがって、食事は１日３回、なるべく同じ時間間隔でとることが理想です。そして、栄養のバランスよく、食事中でも急がず、リズムよく食事することが大切です。

朝、昼、夜の食事では、特に朝食が重要です。朝食を抜くと、体内時計のリセットが不完全になる上、エネルギー不足で脳の目覚めが悪くなります。ダイエットのために食事を抜く人がいますが、これは逆効果です。朝食を抜いて1日の食事を夜だけとした場合、脳と身体はエネルギーが不足するだろうと考え、ためようとするため、返って太ってしまいます。

継続記録により経過を観察して、朝に空欄が続くようでしたら、食事の時間や内容をあらためることを考えましょう。また、体重やBMIの数値と食事の項目を見比べながら、関連性を見つけて、自分なりのよりよい食事の時間・タイミング、そして内容を決めていくことが大切です。

❽天気・気温(脳幹・大脳辺縁系)

毎日の天気と気温を書きます。きめ細やかな性格の方は「今日は曇りのち雨だったけど、どう書こうか」「最高気温と最低気温のどちらを書くべきか」などと思われるかもしれませんが、どちらも基準さえ決めていただければ、だいたいで結構です。温度計が家にある人は、決まった時間に確認した気温、その時の天気を記入すればよいでしょう。テレビや新聞、ラジオの天気予報を参考にしていただいても構いません。

暑さ、寒さも、身体にとってはストレスです。体温の維持機能は、生命をつかさどる脳幹の自律神経中枢における重要な働きですが、年齢とともに反応が鈍くなってきます。年をとるほどに、夏の高体温、冬の低体温には特に注意が必要です。また、汗がふき出る夏、肌が乾燥する冬、いずれの時期にもこまめな水分補給は重要です。

天気や暑さ寒さの環境ストレスは、感情をも左右するものであり、大脳辺縁系を直撃します。しかし、環境ストレスも前もって予測して準備することで、防御することができたり、耐えやすくなったりします。毎日の天気と気温を確認し、天気予報を見るなどして、適切な服装、室温を整えていくことをオススメします。

夏の暑い日に着込んでいたり、冬の寒い日に薄着の人は、そうした気配りのできない人であり、環境ストレスがたまりやすい傾向にあります。怒りっぽい人ほど、服装がちぐはぐであったりするものです。感情面を安定させる意味でも、天気や気温による気配りを忘れないようにしたいものです。

❾ToDoリスト（大脳辺縁系）

その日にやるべきこと（ToDo）を書きます。スケジュール帳やカレンダーに書いてある予定を確認し、その日の自分の行動をイメージしながら書き出すといいでしょう。

何事も言葉にして紙に書き出すことは大切です。その日のやるべきことを明確にすることによって、何かしらのトラブルにより感情的になってしまったとしても、戻るべきホームポジションが生まれます。そうすることで、大脳辺縁系の感情による暴走を防ぐことができるでしょう。

やるべきことがリストに書き出せない場合、それは頭の中の情報をうまく整理することができていない状態にあることを意味しています。脳幹、大脳辺縁系、大脳新皮質の3層構造から考えると、脳幹と大脳辺縁系のどちらかに問題を抱えているはずです。もしもリストに書き出せない場合は、次の2つのことを確認してください。

1つ目は、❶～❽の「脳幹」に関する項目です。睡眠時間は足りているか、食事はきちんと食べているかなど、体調に問題はないかをチェックしましょう。

２つ目は、感情的なトラブルがなかったか、最近の行動を振り返ってみましょう。人間関係や会社などでトラブルはないでしょうか。感情的なことも、文字に書くことができれば対処できます。頭で考えているといつまで経ってもキリがないようなことも、言葉にすることで冷静に対処できるようになります。

感情的なトラブルについては、第3章で書いたように、速やかにコントロールするしかありません。ポイントは、みなさんが何にイライラしているのかをはっきりさせることです。つまり、自分の行動や体験したことを整理して、理解することが大切です。

まず、少し前のＴｏＤｏリストを振り返ってみて、「何がうまくいっているのか」「何がうまくいっていないのか」を書き出してみましょう。きっと何かしらの理由が浮かび上がってくるはずです。なお、感情をコントロールする方法については、第3章を読み返して参考にしてください。きっとヒントが見つかるはずです。

⑩音読（大脳新皮質）

1日の中で声に出して読んだものを記録します。新聞や本など、好きなもので結構です。「○○新聞」など、何を音読したのかが自分でわかればOKです。もし、やるべきこと（ToDo）として書いた場合は、できなかったものを翌日に二重線で消しましょう。

「知っているけれど、名前が出てこない……」「わかっているけど、うまく言えない……」。こうした経験は、大脳新皮質がうまく使えていない証拠です。記憶の引き出しの整理ができていないため、新しい情報に触れて、大脳新皮質を育てなければなりません。

「音読が何の役に立つのか」と疑問に思われる方は、第1章で紹介した新聞を音読する効果について、読み返してください。黙読だけではなく音読することによって、身体の一部を動かす（出力する）ことになるため、より大脳新皮質を使うことにつながります。入力した情報を使って、音読など何らかの出力をした時に、初めて脳を働かせたことになります。

新聞には必ずコラム欄があります。毎日、決めた場所を声に出して読むことをオススメします。また、その時に気になったこと、メモしたいと思った言葉やセリフなどを「自分のためのメモ」に書き出せたらベストです。1日5分でも、気になった記事や新しい読み物を音読しましょう。

日常生活の外に広がる世界の新たな情報に触れることにもつながりますので、同じ記事を何度も音読するのではなく、毎日、新たな記事と出会い、音読することをオススメします。

⑪運動（大脳新皮質）

1日の中で運動したかどうかを「○」「△」「×」で記録します。ウォーキングについては歩数の欄に書き込みますが、それ以外の活動を振り返ってみて判断してください。基本的には1日が終わったあとに書く項目です。

運動が健康にとって大切であることは言うまでもありませんが、脳にとっても非常に大切です。歩数の項目で身体全体の血流の話に触れましたが、まさに運動は脳の機能を維持するために欠かせないものです。

ウォーキング以外には、掃除や洗濯など身体を動かす家事を積極的に行うことをオスススメします。最近は家事代行サービスが増えてきているようですが、家事は運動する絶好の機会です。自分で家事をしないなんて、もったいないと私は思います。

運動のポイントは、手足を動かすだけではなく、目や耳の運動も意識することです。見慣れたものばかりに囲まれた毎日では、目の運動にはなりません。聞き慣れた声や音ばかりでは、耳の運動にはなりません。いわゆるルーティン（決まりきった仕事）では、脳はラクをしてすぐにサボり始めます。ウォーキングならば歩くコースを適度に変えたり、行く場所も時々変えることを意識するといいでしょう。

⑫外出（大脳辺縁系・大脳新皮質）

外出した回数を「正」の字で記録します。運動のように「○」「△」「×」ではなく、回数としているのは、活発に活動しているかどうかを知るためです。

家に引きこもる生活は、脳機能にとってもよくありません。誰でも家にいる時は他人の目がないため、自分勝手で抑制のない行動をしてしまうものです。お腹が空いたらおやつを食べて間食するのも自由です。家事をしなくても、家族以外に誰もあなたを責める人はいません。

ところが、いったん外に出れば、自分勝手に振る舞うわけにはいきません。電車やバスなどの交通機関には、それぞれのルールがあります。車道ではなく歩道を歩き、横断歩道では信号が青になるまで待たなければなりません。ホテルやレストランに入れば、場所に応じた振る舞いが求められます。社会常識としての行動、態度が要求されるのです。つまり、外出時の抑制された行動は、大脳辺縁系の感情的な暴走を防ぎます。

また、外出は新たな情報に触れる瞬間の連続です。自宅で目に触れるもの、耳にするものは新鮮さに欠けますが、外に出れば新たな出会いにあふれています。たとえ毎日の変わり映えしない通勤電車であったとしても、そこで出会う乗客に同じ人はほとんどいません。

思考や理性をつかさどる大脳新皮質は、新しい情報に触れることで刺激を受け、活性化して育ちます。みなさんも、毎日外に出かけることを心がけましょう。外出すれば、必ずや何か新しい発見があると思います。

⓭コミュニケーション（大脳新皮質）

人と話したコミュニケーションの回数を「正」の字で記録します。この項目も「○」「△」「×」ではなく、数字とすることで、活発に活動しているかどうかを把握します。この「正」の字は、話した人の数でも、話した時間の分数や時間数でも、単純に回数でも結構です。自分で記録しやすい形で書き込みましょう。基準が決まっていれば、どんな指標でも問題はありません。

言葉を発するという意味では、1人で行う音読と似ていますが、2人以上で話すコミュニケーションの刺激は、とても大きいものです。まず、人との会話では、次に何の話をするのかがわかりません。耳をすまして聞き取り、ちょうどいいタイミングで適切な言葉を発することができなければ、会話は続きません。聞き取れなかった言葉、わからなかった話は、相手に聞き返すことができなければ、通じ合うことはできないでしょう。

さらに重要なのが、コミュニケーションは言葉だけの表面上のことではなく、表情やしぐさ、会話の間（ま）を感じ取りながら行うものだということです。笑いも脳神経の枝葉をよく育ててくれることで知られています。コミュニケーションは、大脳新皮質が大きく刺激されるものです。

1日に最低でも3人以上の人たちと会話することを目指しましょう。家の中で1人ぼんやりと過ごすぐらいなら、ちょっと散歩や買い物に出かけて、近所の人と話したり、馴染みの店で店主と世間話をしたりするのもいいでしょう。

⑭外の世界のメモ(大脳新皮質)

外の世界で起きたこと、その日にいちばん気になったニュースや光景などを短いキーワードで書き込みます。

外出やコミュニケーションの項目と同じように、外に対してどれぐらいの関心を持っているのか、情報に敏感なのかを意識化するためのメモです。外の世界に興味が持てない人は、大脳新皮質がうまく使えないということになりますので、脳機能の低下が起きているのではないか疑われることになります。

日々起こることをメモするのは、とても楽しいことです。自分の身のまわりの出来事だけに限る必要はありません。日本で起きたこと、世界を駆けめぐったニュースなど、いちばん気になることを書き出せば結構です。10年後に、「あの時はこんなことがあったのか」と振り返ることができるのは、その時代を彩るニュースであったりするものです。外の世界で起こったことをメモすることにより、脳の記憶にしっかりとした接点・ノード（結節点）が生まれ、安定した今日という日の時間軸をつくることができます。

⑮自分のためのメモ（大脳新皮質）

1日の中で気づいたことや気になったことを書きます。頭に思い浮かぶことは、メモして記録しなければ、すぐに忘れてしまうものです。特に、いいと思ったアイデアや、すばらしいと思った出来事などを、心が動いた瞬間にメモすることがオススメです。「いいことを思いついた」と思っても、文やキーワードにして書き出すのは意外と難しいものです。言葉にする練習をしていないと、肝心な時にうまく記録できません。ノートがあることで普段から言葉にすることを意識するようになります。書く努力を繰り返すことで、自分の思ったことや考えたことを、より短い言葉で表せるようになるはずです。そうした試行錯誤の中で生まれた、情報やメモが役立つようになっていきます。

大脳新皮質のしわにため込まれた記憶は、何らかの理由で突然つながり、新たな意味を生み出します、「ひらめき」は突然起こるからこそ、「ひらめき」です。

こうした思いつきや気づきを積み重ねることで、思考や理性をつかさどる大脳新皮質は育ちます。ひらめくだけではなく、書いてメモすることはとても大切なことです。

ノートの記録が途切れた時の対策マニュアル

ここまで、「築山式ノート」の15項目について詳しく解説してきました。

さて、1日1ページ、5分で記録できるといっても、「書く」ことを習慣にするのは、簡単なことではありません。「めんどうくさいな……」と思うこともありますし、単に書き忘れてしまうこともあるでしょう。もしもノートの記録が途切れたならその時にどうすればいいのか、その対策を書いておきたいと思います。

「つい書くのを忘れてしまった」という場合は、せいぜい1日、2日でしょう。そんな時は、最低でも日付や天気・気温など、記録に残せるものは残しておきましょう。残りの空欄も、思い出せる範囲で構いませんので、書き込めるものを書き込んでください。

もちろん、昨日食べたものなどは普通は思い出せないものですから、「なぜ思い出せないのか」などと心配する必要はありません。「1つ、2つの項目のために紙を使うのがもったいない」という方は、チラシの裏紙などを利用してください。「この日は空欄が多いな。忘れた日だな」と、ノートを書き忘れたことを目に見える形にするのも、実はとても大切なことなのです。毎日お風呂に入り、歯みがきをするように、ノートを書かないと「気持ちが悪い」と思うようになるまで身体化すると、いいと思います。

「書く気になれない」場合はどうするか？

問題は「まったく書く気になれない」「めんどうくさい」という場合です。理由はさまざまですが、そうした場合は「なぜ書けないのか」の理由をはっきりさせるべきです。「書く意味を見失った」という場合は、おそらく本書が提案する「築山式ノート」に対する理解が不足しているのか、もしくは「書く」ことに向いていない人です。できれば本書を読み返していただき、脳幹を守り、大脳辺縁系をしつけ、大脳新皮質を育てるのがいかに重要なことかを認識してください。もしそれでもダメならば、そもそも「書く」ことに向いていない方なのだと思います。別の方法を探してみることをオススメします。「気分にならない」「めんどうくさい」という場合は、次の2つの理由を探ってください。

1つ目に、身体の調子は問題がないでしょうか。第2章で体調のコントロールについて説明しましたが、体調が悪い時は、脳幹から大脳辺縁系にネガティブな感情になるような命令がなされ、そもそも書く行為のような理性をつかさどる大脳新皮質まで情報が届きません。「書きたい」と思っているにもかかわらず「書けない」という状態になり、それが数日間も続くようでしたら、身体に何らかの問題があることを疑ったほうがいいでしょう。医者にかかるのも1つの手段です。

2つ目に、人間関係や会社など、感情的な部分で何らかのトラブルがないでしょうか。ご近所さんと口論になった、上司からパワハラを受けているなど、心の問題は大脳辺縁系の暴走を生み出します。こうした場合も、思考や理性をつかさどる大脳新皮質まで情報が届いていない状態となります。言い換えれば、いわゆる「思考停止」です。そうした感情をコントロールする方法については、第3章で詳しく解説していますので、こちらを参考にしていただき解決していただきたいと思います。

ずっとノートを書き続けてきたのに、ある日パタッと書けなくなってしまった時は、身体や心に何らかのトラブルがあるサインでもあります。無理することは禁物です。そんな時は、まずは身体を休めつつ、生活のリズムを整えましょう。そして、次に理由を明確にして、解決を図ります。書けなかったからといって焦る必要はまったくありません。人生は長いものですので、休み休み歩き続けましょう。

「百年大樹」を目指して

さて、本書も終わりに近づきました。最後に、私がこの「築山式ノート」に込めた思いについて、少しだけお話しさせてください。

「はじめに」に書きました通り、私は高次脳機能外来で、日々たくさんの患者さんと接してきました。そこで、せっかく完治して退院した患者さんがボケてしまう現状を見て、非常に心を痛めていました。退院後の患者さんの生活に少しでも役立てることができないかと考えてたどり着いたのが、「ノートに書く」という手法です。

毎日、ノートに記録する習慣を持っている元患者さんは例外なく元気です。脳専門医として診療してきた約30年間の経験から、これは断言できます。

もちろん、「築山式ノート」は1つの方法にすぎません。私は、この形式が脳を守る最低限の「書く」習慣としてベストだと考えていますが、唯一の方法というわけではないでしょう。しかし、結局のところ「結果」がすべてです。脳を守るための1つの方法を提唱する筆者としては、ぜひ読者のみなさんに実践していただくことで、「結果」を見てみたいと願っています。

「言うは易く行うは難し」です。1冊の本を通じて、さまざまなことをお伝えしてきましたが、口で言うことと実際に行動することはまったく別です。ノートを書く習慣は、実行できなければ意味がありません。極端に聞こえるかもしれませんが、ノートを毎日「書く」ことができていれば、本書に書いてあることなんて理解できなくてもいいのです。

生命の脳幹、感情の大脳辺縁系、理性の大脳新皮質。この3つの脳機能をバランスよく保ち続けるための、究極の1つの習慣がノートを書くことです。話したことは残りませんが、一度、紙に記録した文字は消えません。ノートがそこにある限り、残り続けます。

パソコンやスマートフォンに記録しても、画面を通じてしか見ることができません。しかし、目の前にある物理的なノートが持つ、たしかな存在感には、「今日も脳を守っている」という実感がともなうのです。

記録したノートが残っていれば、座標をつないで軌跡をたどれます。1年後、10年後に読み返してみると、きっと昔の自分に会い、会話することができるはずです。

今日という日は二度と訪れません。みなさんの何でもない日々を記録し、1つひとつを大切にしていきましょう。

脳は使わなければ衰え、やがてボケる日が訪れます。「脳を守る」とは、ボケるのを防ぎ、脳機能を健やかに維持することです。

私たちの脳の中にある神経のネットワークは、樹木によく似ています。枝葉が光を求めて伸びていくように、私たちの脳神経も新たな世界に触れて伸びていきます。枯れた葉は落ち葉となり、脳の引き出しにしまわれます。それを繰り返すことで、年齢を重ねて立派な樹木へと成長を続けるのです。

継続は力なり。健やかな脳を持ち続けることにより、「百年大樹」を目指しましょう。

あとがき

本書は、私の人生にとっても大切な1冊である著書『脳が冴える15の習慣』（NHK出版生活人新書）の続編として、構想・執筆しました。前著は脳が「冴える」がテーマであり、サブタイトルに「記憶・集中・思考力を高める」とあるように、脳機能を鍛える・高めることが目的の1つでした。同書が刊行されたのは2006年11月ですが、ありがたいことにロングセラーになっており、57万部（2018年6月時点）に達しました。

しかし、すでに十数年が経ち、私の問題意識は別のところにあります。「はじめに」にも書きましたが、脳を「鍛える」ことばかりが強調されていることに対する違和感です。

今から約30年前に、高次脳機能外来を始めてから、たくさんの患者さんたちと接してきましたが、最近私は、60歳を超えて老年期に入った方々に本当に必要なことは、脳を「守る」ことだと考えています。現在、実に多くの方々が、脳を鍛える・高めるどころか、脳機能を維持することすらままならない有り様になっています。

「このままではダメだ」と思い、私が新たに考案したものが本書で提案したノートです。「冴える」では15個の習慣を提示しましたが、「守る」がテーマの本書では、究極の1つの習慣、つまりノートを書くことについて、詳しく解説しました。今回は、書くという1つの習慣の中に、15個の項目がある仕組みです。

生命の脳幹、感情の大脳辺縁系、理性の大脳新皮質。この3つの脳機能をバランスよく保ち続けることができれば、脳機能を健やかに維持し続けることができます。

繰り返しになりますが、毎日ノートに記録する習慣を持っている私の患者さんたちは例外なく元気です。脳専門医として診療してきた約30年間の経験から、これは断言できます。

また、私の目的は、本書を読み通していただくことではありません。イキイキとした脳を守り続けていただくため、みなさんに、10年、20年と長い期間にわたり、本書で提案した1日1ページのノートを書き続けて、元気に過ごしていただくことが最終的なゴールです。

「築山式ノート」は脳機能を維持するための1つの方法です。本書の主旨を正しく理解・納得していただくことも大切ですが、何よりも毎日確実に実践していただくよりほかに、本書の本当の価値は生まれません。書く時間はたった5分です。脳を守る究極の方法、最低限の1つの習慣として、ぜひ日々の生活に取り入れていただけると幸いです。

なお、参考までに「築山式ノート」は、「脳を築くノート」として一部市販もしています。ホームページ（https://kyodoseihon.stores.jp/）を参照いただくか、電話（03-3813-6711）でお問い合わせください。

本書の刊行にあたっては、NHK出版の久保田大海さんに大変お世話になりました。最初にメールをいただいたのは、2015年1月20日です。それ以来、ずっと辛抱強く、そして丁寧にご助言をいただきました。久保田さんがいなければ、この本は世の中に出ていなかったと思います。出版の機会をいただいたこと、また長くお待ちいただいたこと、心より感謝しております。ありがとうございました。

最後になりましたが、本書を読んでくださった読者のみなさま、どうもありがとうございました。本書が少しでもみなさまのお役に立てば、これに勝る喜びはありません。読者のみなさまの今後のご活躍をお祈りいたします。

平成30年6月

北品川クリニック　築山 節

イラスト　佐藤まり子
校閲　鶴田万里子
ＤＴＰ　㈱ノムラ

築山 節　つきやま・たかし

1950年愛知県生まれ。日本大学大学院医学研究科卒業。
埼玉県立小児医療センター脳神経外科医長、
財団法人河野臨牀医学研究所附属第三北品川病院長、
同財団理事長などを経て、
公益財団法人河野臨牀医学研究所附属北品川クリニック所長。
医学博士。脳神経外科専門医として数多くの診療治療にたずさわり、
1992年、脳疾患後の脳機能回復をはかる「高次脳機能外来」を開設。
著書に『フリーズする脳』『脳が冴える15の習慣』(生活人新書)、
『脳が冴える勉強法』(NHK出版新書)など多数。

NHK出版新書 557

脳を守る、たった1つの習慣
感情・体調をコントロールする

2018(平成30)年7月10日　第1刷発行

著者　築山 節　©2018 Tsukiyama Takashi
発行者　森永公紀
発行所　NHK出版
〒150-8081東京都渋谷区宇田川町41-1
電話 (0570) 002-247 (編集) (0570) 000-321(注文)
http://www.nhk-book.co.jp (ホームページ)
振替 00110-1-49701

ブックデザイン　albireo
印刷　壮光舎印刷・近代美術
製本　ブックアート

Printed in Japan　ISBN978-4-14-088557-4 C0247